DANS LA MÊME COLLECTION

Jean-Paul Allaux : **Le Cœur en forme !**
Dr Léon Bence et Max Méreaux : **Guide pratique de musicothérapie.**
Jacqueline Blary et Sylvie Rosenberg : **L'Ecran sans le stress.**
Jean-Luc Darrigol: **Le Miel pour votre santé.**
Jean-Luc Darrigol : **Les Céréales pour votre santé.**
Jean-Luc Darrigol : **Traitements naturels de la constipation.**
Jean-Luc Darrigol : **Santé et beauté de vos cheveux.**
Dr Louis Donnet : **Les Aimants pour votre santé.**
Gérard Edde : **Manuel pratique de digitopuncture.**
Gérard Edde : **Les Couleurs pour votre santé.**
Gérard Edde : **Ginseng et plantes toniques.**
Gérard Edde : **La Médecine ayurvédique.**
Georges Faure : **Les Relaxations sensorielles.**
Louis Faurobert : **En forme après 60 ans !**
Louis Faurobert : **Jeune et belle après 40 ans !**
Pierre Fluchaire : **Bien dormir pour mieux vivre.**
Vincent Gerbe : **Votre potager biologique.**
Vincent Gerbe : **Initiation au végétarisme.**
Dr Marc Hustache : **Le Sport au naturel.**
Jean-Pierre Krasensky : **Massage réflexe des pieds.**
Dr René Lacroix : **Savoir respirer pour mieux vivre.**
Boune Legrais et Gilbert Altenbach : **Santé et cosmo-tellurisme.**
Thierry Loussouarn : **Initiation au yoga.**
Désiré Mérien : **Les Clefs de la nutrition.**
Désiré Mérien : **Caractère, forme et santé.**
Jacques Mittler : **Introduction à la macrobiotique.**
Gilles Orgeret : **Mon dos... une histoire d'amour !**
Dr André Passebecq : **L'Argile pour votre santé.**
Dr André Passebecq : **La Santé de vos yeux.**
Dr André Passebecq : **Traitements naturels des affections respiratoires.**
Dr André Passebecq : **Traitements naturels des affections circulatoires.**
Dr André Passebecq : **Traitements naturels des troubles digestifs.**
Dr André Passebecq : **Rhumatismes et arthrites ; traitements naturels.**
Dr André Passebecq : **Maladies des reins, vessie, prostate.**
Martine Rigaudier : **330 recettes végétariennes.**
Martine Rigaudier : **Recettes et menus végétariens pour les 4 saisons.**
Guy Roulier : **La Santé au féminin.**
Guy Roulier : **La Santé au masculin.**
André Roux : **Introduction à l'iridologie.**
Dr J.-E. Ruffier : **Gymnastique quotidienne.**
Alain Saury : **Manuel diététique des fruits et légumes.**
Joël Savatofski : **Le Massage douceur.**
Jean de Sillé : **Des plantes pour vous guérir.**

L'argile
pour votre santé

Collection " Santé naturelle "

AUTRES OUVRAGES DU MÊME AUTEUR

Aux Editions Dangles :

Votre santé par la diététique et l'alimentation saine.
Qui ? Découvrez qui vous êtes et qui sont réellement les autres.
L'Enfant. Guide pratique pour les parents et éducateurs.
L'Argile pour votre santé (dictionnaire de naturopathie).
La Santé de vos yeux (rééducation visuelle et régénération oculaire par les méthodes naturelles).
Traitements naturels des affections respiratoires.
Traitements naturels des affections circulatoires.
Traitements naturels des troubles digestifs.
Rhumatismes et arthrites ; traitements naturels.
Psychothérapie par les méthodes naturelles.
Maladies des reins, vessie, prostate ; traitements naturels.

Aux Editions Vie et Action (Vence) :

Cours de psychosomatique naturelle.
Initiation à la santé intégrale.
Facteurs naturels de santé.
Cancers et tumeurs.
Vie intime de l'Homme et de la Femme.
Essai sur l'Attitude libératrice.
L'Homme, la Vie et l'Action.
Méthode silencieuse de rééducation vocale.

Cassettes de conférences et de stages.
Cours à distance et stages pratiques pour la formation de praticiens de santé (Vie et Action-CEREDOR et Institut de psychosomatique naturelle, 06140 Vence).

Dr André Passebecq
Président de « Vie et Action »
Chargé de cours de naturothérapie à la Faculté de médecine de Paris-XIII (Bobigny)

L'argile pour votre santé

Applications thérapeutiques et esthétiques. Dictionnaire de naturopathie indiquant les traitements naturels à associer à l'argile.

Préface du professeur Raymond Lautié,
docteur ès sciences

78e mille

Editions Dangles
18, rue Lavoisier
45800 ST-JEAN-DE-BRAYE

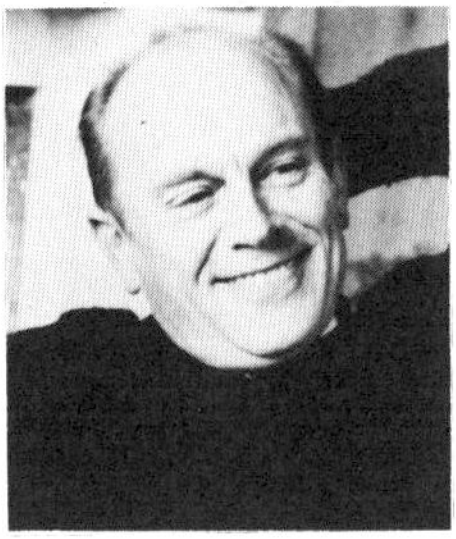

L'AUTEUR :

André Passebecq est, en France et dans maints pays étrangers, tant d'expression française (Canada, Belgique, Suisse...) qu'en Angleterre, Italie, Espagne, Portugal, etc., reconnu comme l'un des pionniers les plus actifs des méthodes naturelles de santé.

Il a acquis une connaissance large et précise des problèmes physiologiques et psychologiques au cours des diverses orientations de sa vie. C'est à 30 ans qu'il abandonne une carrière professionnelle du fait de la maladie (ulcère gastrique en plateau, rhumatisme articulaire aigu, arythmie cardiaque, troubles cutanés, etc.). Fort heureusement, il trouva sur son chemin des guides grâce à qui il évolua avec sûreté dans le champ immense des méthodes orthobiologiques.

Docteur en médecine et en psychologie, diplômé de naturopathie, de physiothérapie, d'osthéopathie, de rééducation visuelle (méthode Bates), il est également diplômé d'organisation scientifique du travail (facteur humain), de graphologie, etc. Il a contribué à la création de l'association Vie et Action-CEREDOR à Vence (France) dont les cours sont déclarés à l'Académie de Nice, ainsi qu'à celle de l'Institut de psychosomatique naturelle de Lausanne (Suisse). Vie et Action assure la formation de nombreuses personnes de tous les milieux professionnels et sociaux, grâce à des cours par correspondance, des stages pratiques, des séminaires de groupe, des congrès... Une brillante équipe de collaborateurs assure, avec dynamisme et compétence, la vie de cette association, de ses groupes régionaux et de ses éditions.

Récemment, André Passebecq a été chargé des cours de naturothérapie à la faculté de médecine Paris-XIII.

Tous les livres écrits par cet auteur — seul ou en collaboration — synthétisent donc le fruit d'une expérience peu commune.

ISSN : 0180-8818
ISBN : 2-7033-0192-8

Préface

Depuis des siècles, de nombreux auteurs ont écrit, avec plus ou moins de compétence, sur les argiles utilisables par les diététiciens et les naturistes.

Souvent, leurs avis sont contradictoires. Aussi convenait-il d'urgence de faire une rigoureuse mise au point, dans une totale impartialité.

M. André Passebecq s'en est chargé et a réussi à apporter des éclaircissements et même des conceptions nouvelles sur ce sujet controversé.

Les **argiles de santé** ont des compositions chimiques fort variables qui permettent des applications thérapeutiques particulières. Autrement dit, il existe des *crus* d'argile possédant chacun des qualités spécifiques que le véritable spécialiste exploite à bon escient, alors que les incompétents ont tendance à s'en servir sans discernement, ce qui les conduit à des échecs préjudiciables pour leurs clients.

Les pourcentages atomiques n'interviennent pas seuls dans les vertus de chaque argile. Ses structures physiques jouent un rôle tout aussi important puisqu'elles conditionnent les phénomènes d'**adsorption,** donc de surface, et les phénomènes d'**absorption,** surtout en présence d'eau de qualité.

Par conséquent, chacune agit par ses pouvoirs physicochimiques que déterminent des positions électroniques. Par exemple, grâce à ces dernières, elle *adsorbe* et *absorbe* les poisons, les toxines et les microbes que l'épiderme fatigué ne parvient plus à éliminer.

Entre autres effets bénéfiques, elle corrige et même modifie l'état électrique de ce dernier, bouleversé par les savons de mauvaise qualité, souvent trop basiques, par les eaux chlorées ou dures, par les pollutions aériennes et particulièrement par les électropollutions si redoutables pour la santé.

Enfin, elle abandonne par lente diffusion des traces actives d'oligo-éléments, véritables catalyseurs du biochimisme, qui minéralisent, qui dynamisent l'organisme dans ses épiphases et même parfois en profondeur relative.

Tant de qualités spécifiques ne restent valables que si les argiles sont utilisées à froid et préparées avec toutes les précautions que recommande M. André Passebecq et avec une eau peu minéralisée et *non chlorée*.

Si leurs usages **externes** paraissent assez généraux, au contraire, leurs usages **internes** restent limités à des cas particuliers, car le tube digestif du civilisé, soumis de longue date aux erreurs alimentaires et médicamenteuses, est très susceptible et peu apte, par exemple, à se défendre contre certaines impuretés, fréquentes dans des argiles chimiquement peu homogènes, et contre des configurations électroniques trop actives.

Aussi, l'auteur de cet ouvrage conseille-t-il alors une grande prudence.

En conclusion, soyons reconnaissants à l'auteur de ses nombreuses mises en garde, de ses conseils pratiques et, par-dessus tout, de l'abondance des applications précisées avec tant de clarté, qui vont permettre, même aux « non-spécialistes », de se servir sans difficulté opératoire — et toujours efficacement — des argiles de qualité, donc rigoureusement exemptes d'atomes toxiques.

Professeur Raymond Lautié
Docteur ès sciences

Avant-propos

1. Argile : vrai ou faux remède ?

De nombreux ouvrages et articles ont été écrits sur l'argile de même que sur bien d'autres terres considérées comme miraculeuses, comme des panacées, comme des merveilles naturelles, etc.

De nombreux patients ont témoigné en faveur de l'argile, invoquant des « guérisons » spectaculaires, extraordinaires...

L'argile est-elle cela ? Ou bien tout simplement n'est-elle qu'un mythe ?

La réalité se situerait-elle quelque part entre ces deux pôles ?

Y a-t-il avantage, inconvénient, ou danger à l'utiliser ? Faut-il la manger, la boire, l'appliquer sur le corps ? Quand ? Dans quelles conditions ? Avec quelles contre-indications ? Etc.

Nous allons tenter de faire le point des acquisitions actuelles, sans nous laisser aller à l'enthousiasme puéril des uns ou au refus obstiné des autres.

Nous le ferons conformément au principe directeur de nos précédents ouvrages :

— Enseigner des applications pratiques, immédiates, sans danger ;

— Eviter les longs discours trop théoriques et... toujours susceptibles d'être remis en question.

Nous bénéficions des travaux du professeur Raymond Lautié, docteur ès sciences, directeur scientifique de VIE et ACTION - CEREDOR, dont l'autorité est fondée sur des recherches contrôlées et objectives. Nous lui sommes très reconnaissant d'avoir bien voulu nous autoriser à reproduire certaines parties de ses écrits et de ses formules d'hygiène et de beauté par des complexes d'essences végétales.

2. Les faits et les illusions

Depuis une cinquantaine d'années, on expérimente le *placebo* : substance non dotée de propriétés pharmacologiques — par exemple, l'eau distillée, ou le sucre blanc, ou la mie de pain — mais prescrite de manière que le sujet imagine ingérer un remède.

Annoncez à un malade que telle substance va le guérir et l'effet psychologique de suggestion intervient le plus souvent. Que ce soit dans les troubles psychosomatiques (angoisse, par exemple) ou les problèmes organiques (ulcère gastrique, opération chirurgicale, etc.), le résultat est positif dans une proportion variant entre 50 et 90 %.

Il n'est donc pas étonnant que de nombreuses substances (plantes, médicaments chimiques, interventions diverses) aient été, et soient encore, vantées pour des propriétés qu'elles ne possèdent nullement.

L'argile elle-même n'échappe pas à cette illusion. A côté de propriétés intéressantes, elle est chargée d'une quantité de vertus qui n'existent que dans l'imagination des auteurs, dont certains sont eux-mêmes des marchands d'argile. Il nous faut donc ramener les choses à leur réalité.

Nous devons tenir compte de l'influence de différents facteurs qui interviennent simultanément.

Quand, en médecine naturelle, le praticien préconise une modification de l'alimentation et, simultanément, l'application de compresses d'argile, comment mesurer l'efficacité de l'un ou de l'autre des facteurs ?

D'autre part, l'organisme vivant est doté d'un pouvoir d'autorégénération ; sa guérison est spontanée dans bon nombre de cas et l'influence que l'on attribue à telle ou telle intervention est bien souvent erronée.

Comment savoir si c'est l'argile ou « autre chose » qui a « guéri » le mal de tête, le furoncle, l'entérite ? Une **recherche objective** était donc à réaliser afin de clarifier le problème de l'argile et de présenter des conseils aussi simples que possible, pour une application aussi efficace que possible.

Nous ne nous sommes pas bornés à conseiller l'argile seule. Nous avons essayé de présenter le plus souvent un tableau rapide des causes essentielles et des rectifications à apporter au mode de vie et d'alimentation.

Nous avons également tenu compte de certains dangers qui peuvent résulter de l'application inconsidérée de méthodes naturelles pourtant utiles. En voici des exemples :

— Une nourriture légère peut être incorrecte si elle est mal équilibrée. Nous donnons des précisions à ce sujet, tout en indiquant fréquemment la formule 60/20/20. Il s'agit d'un moyen mnémotechnique que nous avons expliqué en détail dans notre ouvrage paru chez le même éditeur : *Votre santé par l'alimentation saine et la diététique.*

— En ce qui concerne l'eau froide et les applications froides en général, elles peuvent être défavorables chez les sujets frileux, dans le cas d'une fièvre insuffisante chez un sujet dévitalisé. Une application froide malencontreuse au cours d'un catarrhe, par exemple, peut conduire à une aggravation telle que la pneumonie ou, chez les enfants, la méningite cérébro-spinale. C'est pourquoi nous conseillons souvent les applications chaudes ou tièdes plutôt que froides.

Certains médicaments dits naturels et certaines plantes peuvent se révéler toxiques pour certains individus, à certaines périodes, pour certaines doses, suivant aussi la provenance de ces plantes. C'est pourquoi nous vous conseillons la prudence. Nous précisons en général : « infusions légères » et nous ne préconisons que l'utilisation épisodique et non constante de ces infusions, sauf cas exceptionnel.

Un écueil fréquent chez les naturistes : *être obsédé* par les problèmes de nourriture, par l'application constante d'argile pour les moindres petites choses, par les tisanes à préparer en permanence, etc. Un tel état d'esprit entraîne une tension nerveuse considérable, une recrudescence de l'anxiété — et même de l'angoisse. Certains « réformistes » sont devenus réellement malades par crainte de mal faire. Agissons donc d'une manière détendue et n'éprouvons pas de culpabilité à l'idée que nous avons pu manquer une infusion ou une application d'argile...

Nous devons donc ramener les choses à leur juste proportion. Nous avons synthétisé le mieux possible les données que nous possédions par nos études et notre expérience. Nous avons précisé, pour chaque affection étudiée, non seulement le mode d'application de l'argile mais encore les conseils d'hygiène alimentaire et générale susceptibles de favoriser le rétablissement, même si l'argile ne représente alors (dans certains cas) qu'une intervention secondaire — ou même un véritable placebo.

Un point important encore : nous allons simplifier des opérations que d'aucuns ont compliquées à plaisir et sans autre raison que de *« troubler l'eau pour qu'elle paraisse profonde »*, c'est-à-dire de *« broder »* à l'excès, pour donner au lecteur l'illusion d'un savoir étendu. Ne tombons pas dans ce travers.

On trouve, sous des conditionnements divers, des argiles de bonne qualité et correctement préparées, dans tous les magasins de produits de régime et de diététique.

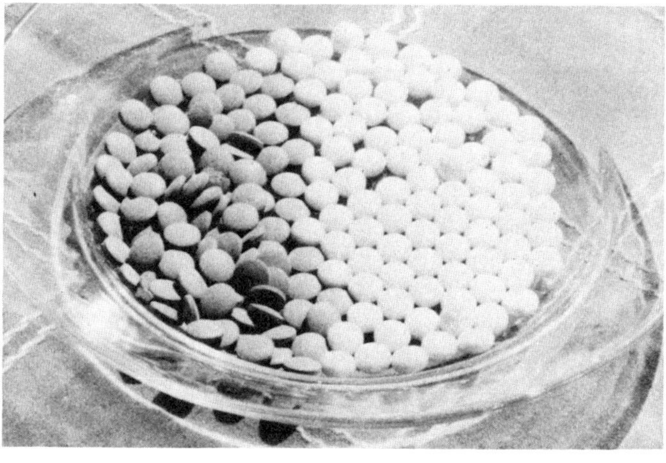

Comprimés et dragées d'argile du commerce

PREMIÈRE PARTIE

Propriétés et usages généraux

1. Qu'est-ce que l'argile ?

Depuis des périodes très reculées, les hommes — et les animaux — ont recours à certaines boues utilisées en usage externe et parfois en usage interne, afin de prévenir ou de guérir des maladies ou des conséquences d'accidents.

Certaines stations se sont équipées en vue d'utiliser des boues de compositions variées : Saint-Amand (Nord), Balaruc-les-Bains (Hérault), Barbotan-les-Thermes (Gers), etc.

Nous ne traiterons ici que de l'argile, que nous décrirons en nous basant sur les écrits du professeur Lautié.

Les argiles sont des roches sédimentaires qui proviennent de la lente érosion de granites. Le composé de base des argiles est un silicate d'aluminium hydraté. Les argiles s'humectent facilement pour former des pâtes imperméables et plastiques. Quand elles sèchent, elles durcissent, se contractent et se craquellent.

Le silicate d'alumine hydraté est rarement pur. Suivant les corps étrangers qui s'y trouvent imbriqués à doses variables, *il prend des teintes allant du brun au rougeâtre en passant par la gamme des jaunes, des ocres et parfois des verts.*

Le kaolin est d'un beau blanc. Moins pures sont les terres à foulon, les terres à faïence et les argiles réfractaires. Les souillures principales sont les oxydes de fer. Certaines argiles sont surchargées de calcaire, d'autres ont un excès de silice.

La composition des argiles et des boues qui en dérivent varie assez d'un gîte à l'autre. D'où les vertus différentes dont profite le fangothérapeute pour de multiples traitements. Il existe des « crus » d'argile aux qualités différentes et plus ou moins prononcées. Par conséquent, l'usager doit savoir les choisir suivant les cas à soigner. Le plus souvent, la réputation de certains d'entre eux a été établie par de nombreuses générations de sorciers, de rebouteux, de médecins, au hasard des circonstances.

L'argile reste « active » dans certaines conditions. Quand l'élévation de température a été trop forte, l'argile a perdu une grande partie de son pouvoir. Elle est devenue inerte et presque sans intérêt. En conséquence, il faut éviter tout chauffage susceptible de dépasser le seuil de sensibilité chimique. Pratiquement, on ne dépassera pas la température d'ébullition de l'eau.

2. Propriétés générales de l'argile

L'argile fortement imbibée d'eau jouit de plusieurs propriétés. Elle absorbe les gaz, elle adsorbe (1) virus et bactéries qu'elle paralyse, et même tue parfois ; elle retient diverses substances, ce qui explique son pouvoir désinfectant vis-à-vis des microbes, de leurs toxiques ; vis-à-vis de plusieurs poisons de l'organisme. Elle a un rôle légèrement minéralisant et correcteur du pH, en particulier épidermique.

3. Les différentes sortes d'argiles

Le professeur Lautié distingue quatre sortes d'argiles dites médicinales.

1. *Adsorber* : concentrer à sa surface des substances dissoutes. L'adsorption indique une *sélection* dans l'absorption.

— Les **SMECTIQUES,** riches en magnésie (4 %) et en chaux (10 %) environ, **désodorisent et assainissent les plaies purulentes, favorisent la vitesse de cicatrisation des plaies** parce qu'elles ne subissent pas le phénomène du retrait, que non seulement elles n'intoxiquent pas les leucocytes mais encore les activent à lutter contre les bactéries par leurs charges électriques et leurs traces de cathions magnésiens libérés. Pour de semblables raisons, elles **décongestionnent les hémorroïdes.**

— Les **REFRACTAIRES,** parfois surnommées TERRES DE PIPE, pauvres en oxyde ferrique (moins de 0,4 %) et en oxydes alcalins (moins de 0,8 %), servent plutôt à fabriquer des **démaquillants** efficaces et des **laits de beauté** atoxiques.

— Les **BENTONITES adoucissent l'épiderme, le raffermissent, l'hydratent,** l'approprient et, par ce fait, le blanchissent. Mieux que la glycérine ou la vaseline, elles **apaisent les douleurs inflammatoires et font absorber abcès et furoncles,** en évitant toute infection. Absorbées avec précaution dans certaines circonstances, elles **calment les ulcères de l'estomac et des intestins** et permettent leur cicatrisation en recouvrant d'un film protecteur les muqueuses irritées.

— Les **KAOLINIQUES** s'avèrent des **cicatrisants énergiques.** Elles permettent la préparation de **bains de bouche** pour blanchir les dents, désinfecter et fortifier les gencives, et la préparation de **gargarismes** contre les maux de gorge en période épidémique. Certains en usent comme **boissons contre l'irritation intestinale,** l'aérophagie et la flatulence, moyennant certaines précautions ; d'autres les préfèrent dans la **confection de laits de beauté.**

*
* *

4. Les argiles sont-elles radioactives ?

Emportés par leur zèle en faveur de l'argile, certains auteurs vont jusqu'à affirmer que cette substance doit une bonne partie de ses vertus thérapeutiques à sa radioactivité.

A la fin du siècle dernier, déjà, le radium était réputé posséder de merveilleux pouvoirs de guérison grâce à sa radioactivité ; les malheureux patients ainsi traités mouraient dans d'atroces souffrances !

Si certaines argiles sont radioactives, elles le doivent à des impuretés et cela n'ajoute rien à leurs qualités, pour ce qui concerne notre propos.

5. L'argile est-elle minéralisante ?

Le professeur Lautié écrit : *« Les laits d'argile ne sont pas des minéralisants vraiment efficaces ; ils n'apportent pas à l'organisme le silicium utile, indispensable. L'absorption d'argile ne produit pas les miracles que certains colportent. Elle n'est acceptable que dans de rares cas et à condition de l'employer avec précaution. Pour bien se minéraliser totalement, sans redouter nuisances, carences ou superminéralisation, rien ne vaut la ration de salade verte crue, de fruits mûrs et de céréales variées, cultivés orthobiologiquement. »*

C'est pourquoi nous donnons, à la rubrique *« Déminéralisation »,* des indications sur un régime reminéralisant.

6. Argile blanche ou colorée ?

Certains auteurs insistent sur la nécessité d'utiliser l'argile blanche, verte, jaune ou rouge dans telle ou telle situation.

A l'expérience, il s'avère que ce qui compte avant tout, c'est l'application d'argile de bonne qualité, correctement lavée et préparée à l'eau peu minéralisée, non chlorée.

Si l'on dispose d'argiles de plusieurs couleurs, il est possible de les mélanger.

Le praticien pourra se reporter au paragraphe 3 ci-dessus pour le choix de l'argile convenant le mieux aux différents cas qui lui seront soumis. Il serait bon que chaque clinique naturopathique dispose d'une sélection des quatre sortes d'argiles « médicinales ».

7. Argile ou talc ?

« On conseille parfois l'emplâtre d'argile pour calmer l'irritation des fesses de bébé. Cela est valable si l'humidité reste suffisante. Cependant, le talc de Venise, de haute qualité, vraiment sans arsenic, permet des poudrages plus sûrs. Ce produit naturel me paraît supérieur parce qu'il est très riche en magnésium et d'une formule chimique assez constante.

« Sur les plaies, sur les épidermes enflammés, son action est plus forte parce qu'il favorise davantage la défense leucocytaire. A ce point de vue, il appartient à la cytophylaxie de Delbet.

« On ne peut pas en dire autant de la majorité des argiles, sauf quand on les prépare à partir de la solution de chlorure de magnésium. » (Professeur Lautié.)

Il est donc bien évident que, lorsque nous conseillons l'argile, celle-ci peut être remplacée avantageusement, dans bien des cas, par le vrai talc de Venise, qui n'a pas subi d'adjonction chimique ou médicamenteuse.

*
* *

8. Préparation de l'argile

Finement pulvérisée et débarrassée des grains grossiers de sable, l'argile est mise dans un récipient non métallique et recouverte d'eau peu minéralisée et surtout non chlorée. Le professeur Lautié conseille :

— l'eau distillée ;
— l'eau d'Evian ou l'eau de Volvic ;
— dans certains cas, l'eau de mer diluée au 1 / 10 (dans le courant de notre ouvrage, nous parlons de *plasma de Quinton,* eau de mer puisée à grande profondeur et au large (2)) ;
— l'eau magnésienne (environ 2 g de chlorure de magnésium par litre d'eau pure).

Abandonner une nuit au frais. Décanter doucement. On obtient une pâte très hydratée qu'on utilise comme emplâtre (ou cataplasme) épidermique ou pour préparer des laits de beauté ou des boissons. Exposer de 10 à 15 minutes au soleil, si possible.

Employer de préférence une spatule en bois.

2. Le professeur Lautié fait remarquer que le mot *plasma* est ici incorrectement utilisé par les pharmaciens. Il s'agit plutôt d'un *sérum.*

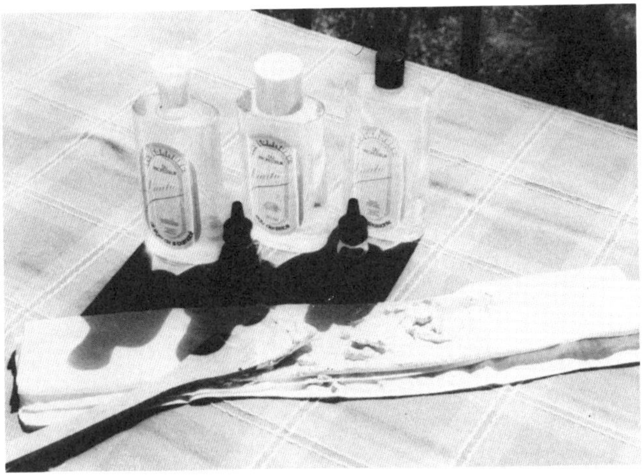

Argile et essences végétales naturelles

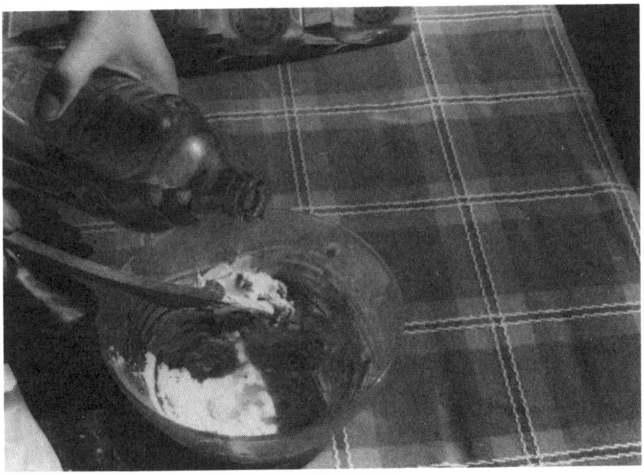

Préparation de l'argile
Trituration argile + eau + essences

Usage externe

L'argile est souvent intéressante en usage externe par ses propriétés physicochimiques.

1. Cataplasme (ou emplâtre)

Généralement tiède. Ajouter à l'argile de l'eau très propre jusqu'à consistance d'une pâte ferme. Appliquer sur la partie en cause. Recouvrir d'un tissu qui garde longtemps la chaleur. Enlever l'argile avant qu'elle ne se dessèche et se craquelle.

Dans certains cas, nous conseillons le cataplasme froid. Mais il faut alors que le réchauffement de la région en cause s'en trouve excité et intervienne rapidement, par réaction. Si persiste une impression de froid, enlever le cataplasme et réchauffer avec de l'eau ou un tissu très chaud.

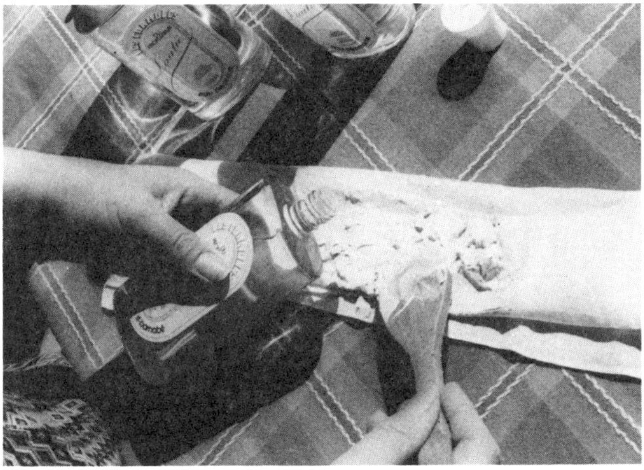

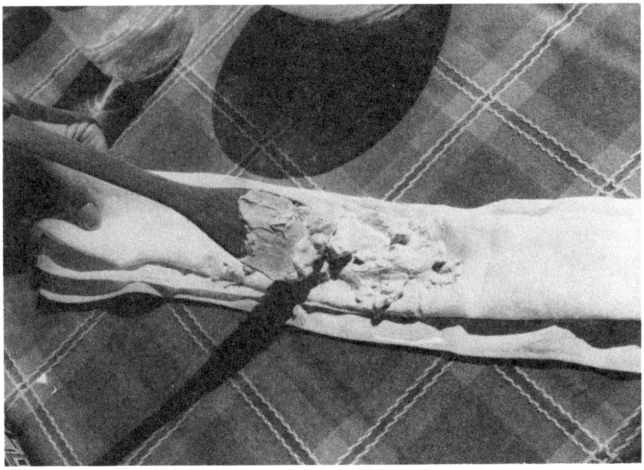

Etendre l'argile sur le tissu...

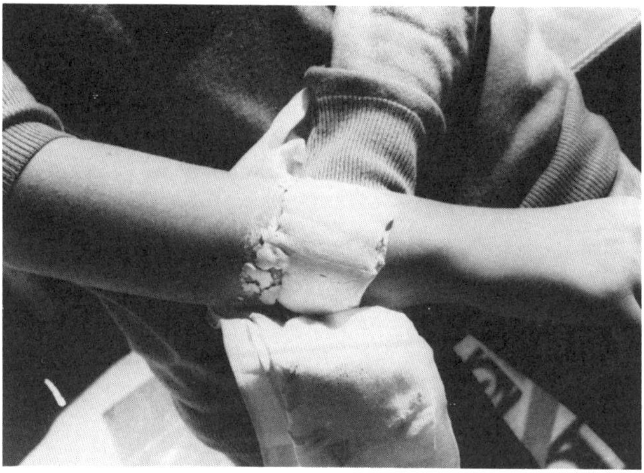

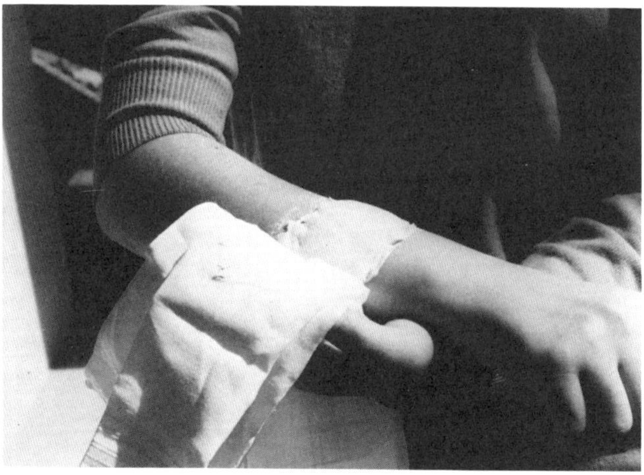

... ou sur la peau, puis entourer de tissu

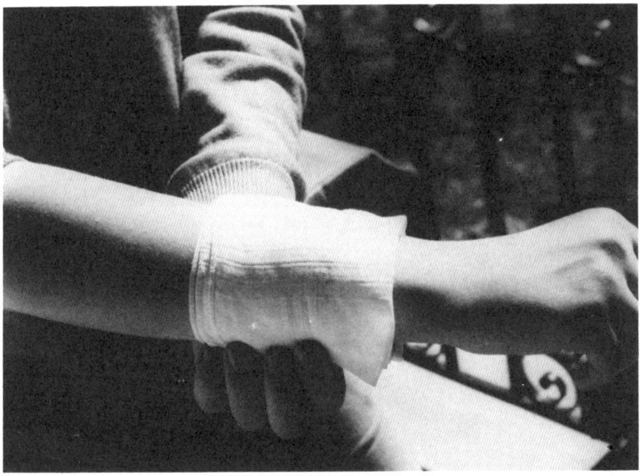

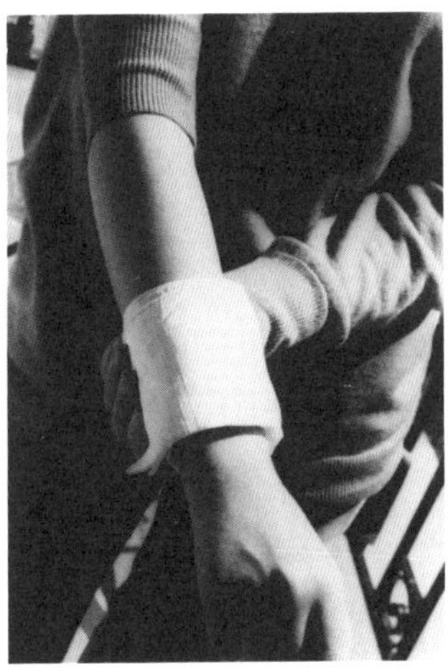

Cataplasme terminé

2. Bain général

Tiède ou chaud. L'eau du bain est additionnée de quelques cuillerées à soupe d'argile et éventuellement, comme nous le précisons plus loin, d'essences végétales, d'algues, de chlorure de magnésium, etc. Aussitôt après le bain, aller au lit, entouré dans un peignoir de bain, sans s'être essuyé le corps. Ainsi, la transpiration survient, particulièrement utile dans les troubles catarrhaux et arthritiques.

Dans certains cas, cependant, nous préconisons une ablution à l'eau froide après le bain tiède ou chaud afin d'obtenir, par exemple, une tonification de la peau ou une réaction générale plus active.

Dans ce bain, *« la présence des suspensoïdes argileux facilite la désélectrisation du corps de l'homme moderne, sa mise à la terre, lui qui souffre de plus en plus de l'électropollution et de l'accumulation anormale de charges électriques »,* (professeur Lautié).

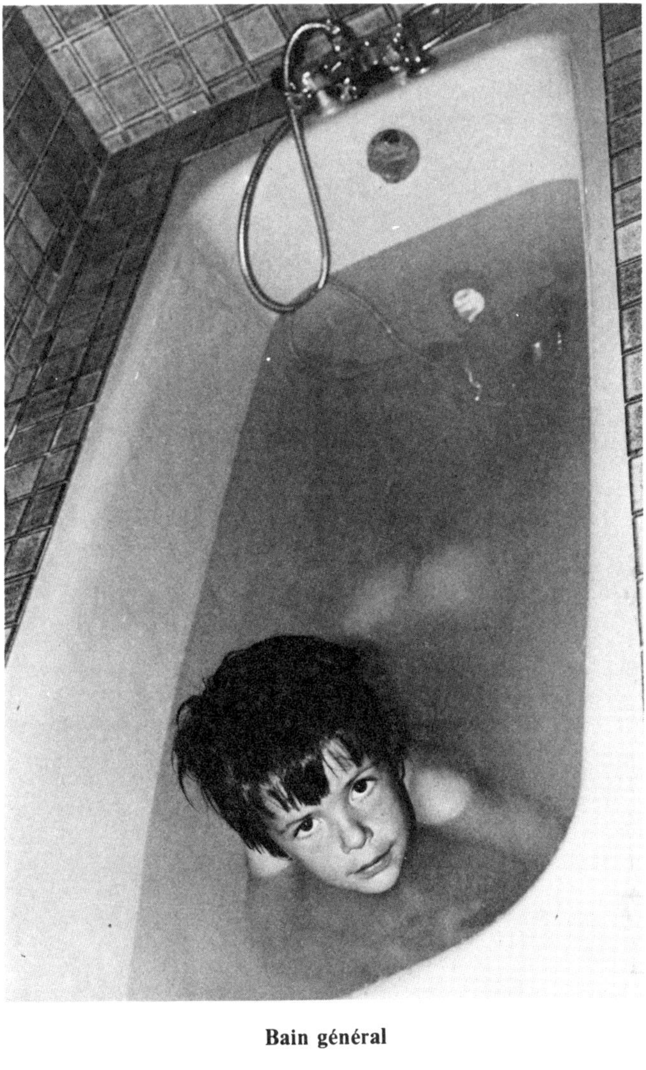

Bain général

3. Bain de bras et d'avant-bras

Les membres supérieurs sont immergés dans l'eau d'un grand récipient. Cette eau est progressivement réchauffée jusqu'à ce qu'elle atteigne le maximum soutenable. On y a ajouté : argile (1 ou 2 cuillerées à soupe), essences végétales naturelles, etc. Rester alors de 3 à 5 minutes, puis lotionner bras et thorax à l'eau froide ; essuyer et frictionner vigoureusement avec des essences végétales.

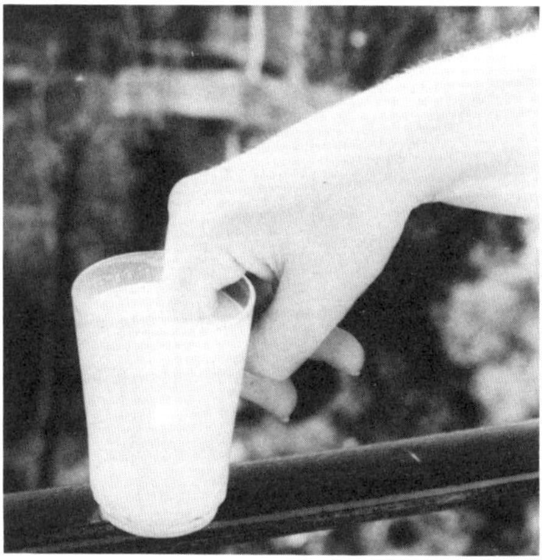

Bain de doigt

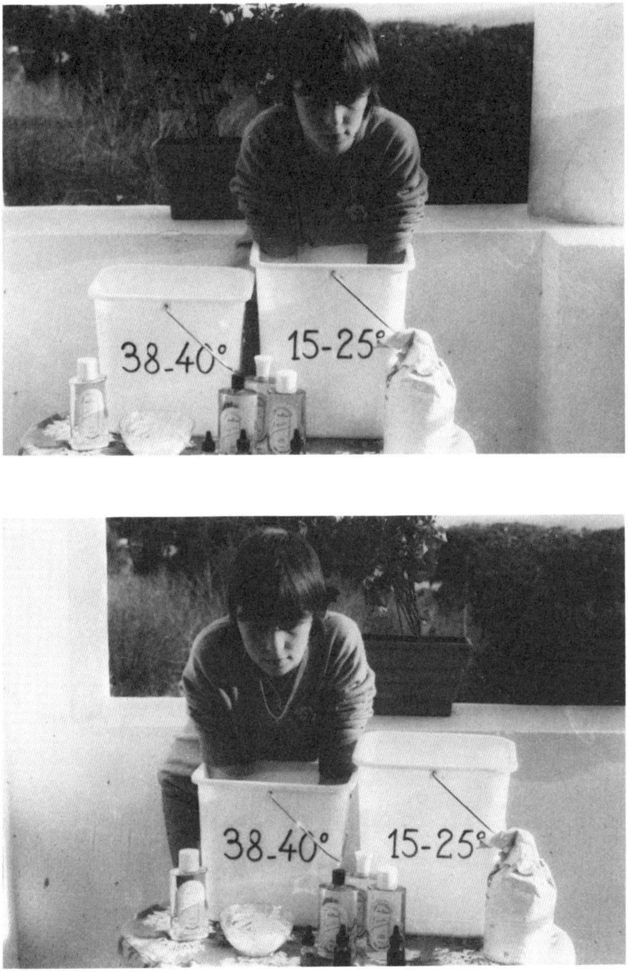

Bain alternatif des mains et avant-bras à l'eau argileuse (avec adjonction éventuelle d'essences végétales naturelles).

4. Bain alternatif des jambes

Un seau d'eau tiède et un d'eau froide. Ajouter dans l'eau chaude une cuillerée à soupe d'argile. Immerger les deux jambes jusqu'aux genoux dans l'eau tiède (assez chaude) pendant 3 minutes, puis 1 minute dans l'eau très froide (à refroidir avec des glaçons, s'il le faut), puis 3 minutes dans l'eau tiède, puis 1 minute dans l'eau froide, pour terminer. Essuyer et pratiquer un effleurage du pied vers le bassin, en position couchée.

D'autres applications ont été conseillées. Nous n'en avons pas vérifié la valeur et c'est pourquoi nous n'encombrons pas ce recueil avec des considérations probablement illusoires.

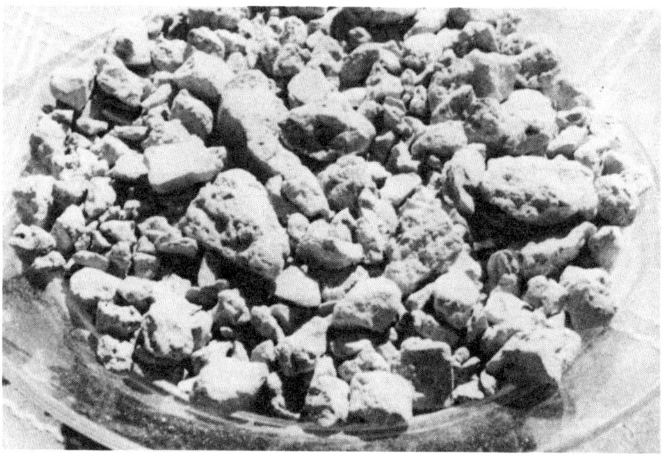

Argile brute

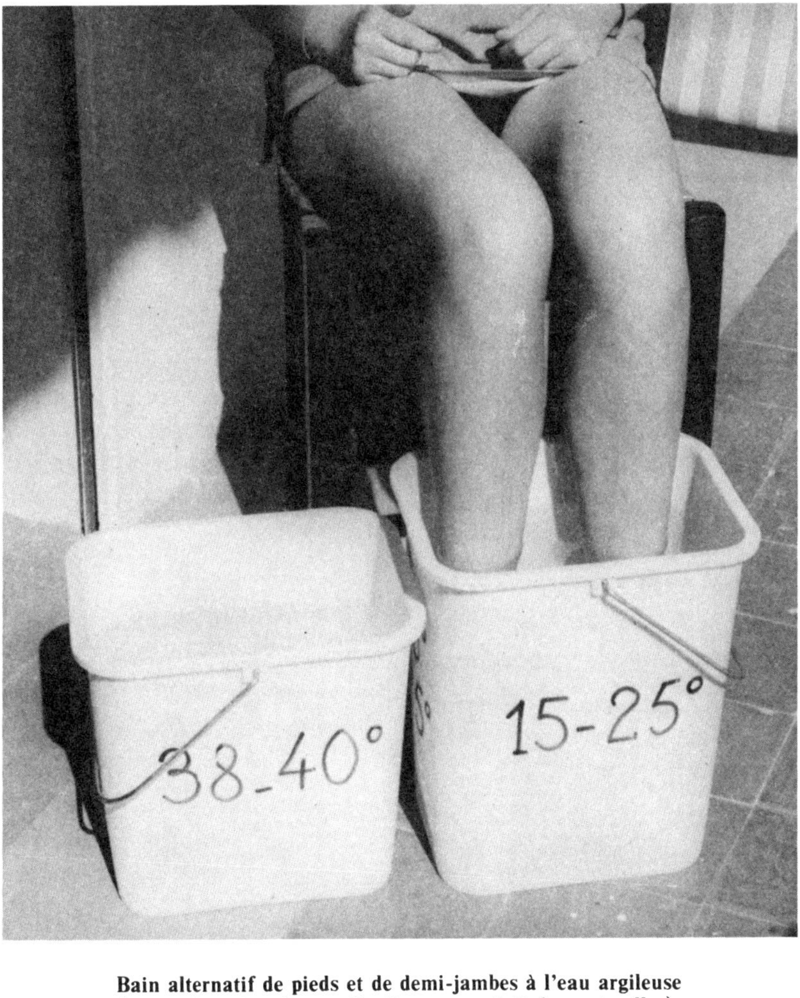

Bain alternatif de pieds et de demi-jambes à l'eau argileuse (avec adjonction éventuelle d'essences végétales naturelles).

5. Masque de beauté

Utiliser de préférence de l'argile très fine. La mélanger à de l'eau peu minéralisée (genre Evian ou Volvic) et y ajouter des essences végétales naturelles (voir *Peau*) et éventuellement quelques gouttes d'huile de lis ou d'huile d'amandes douces (ou encore d'huile de foie de morue ou de flétan si la peau est très sèche).

L'ensemble a la consistance, après mélange soigneux, d'une pâte assez ferme, à appliquer sur le visage, en protégeant les yeux. Température tiède ou froide, suivant la préférence. Garder ce masque pendant 20 ou 30 minutes et lotionner le visage à l'eau tiède, puis froide. Notons d'ailleurs, à ce propos, qu'il est bien préférable de toujours terminer les applications par l'eau froide, de manière à chasser le sang chargé d'impuretés, à entraîner une réaction thermique, à favoriser la résistance au froid et à tonifier les tissus vasculaires et cutanés de cette région.

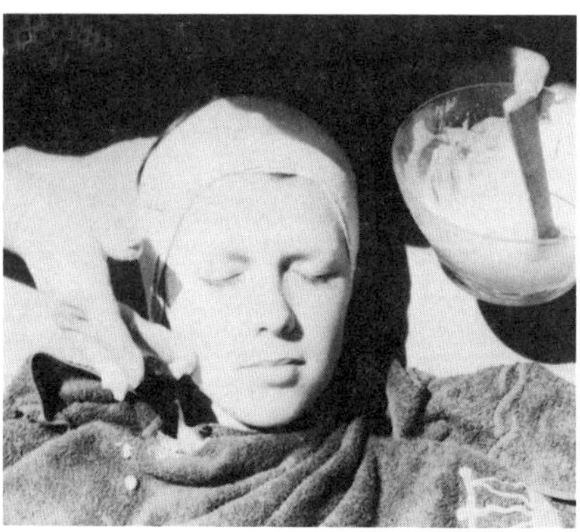

Application du masque de beauté

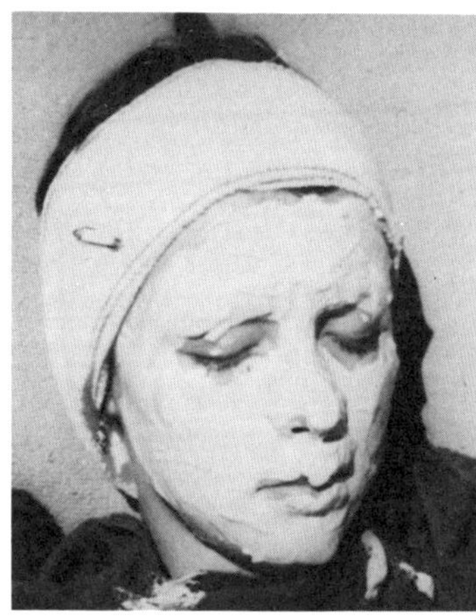

Masque de beauté terminé

Usage interne

1. Eaux et laits d'argile

Des auteurs conseillent l'ingestion de l'argile mélangée à de l'eau dans des situations telles que la diarrhée, la déminéralisation, l'ulcère gastro-intestinal. Prudence !

L'argile très fine et très propre peut être mélangée à l'eau, puis on laisse reposer ce mélange et l'on en boit la partie supérieure plus claire. Ce « lait » serait neutralisant ; il paralyse le chimisme gastrique, selon le professeur Lautié. Nous hésitons à le conseiller.

Le professeur Lautié se base sur le pouvoir *adsorbant* des argiles pour les gaz et les toxiques pour le conseiller contre les irritations intestinales. Il ajoute cependant : *« On aurait tort d'en user systématiquement car il tend à colmater les parois intestinales, surtout celles des tubes digestifs paresseux. Si on le conseille momentanément contre les diarrhées et certaines flatulences, on l'évite chez les constipés et ceux dont le transit intestinal est trop long.*

« L'absorption d'argile correspond à un complexe minéral mal équilibré et que le chimisme vital n'a pas préparé longuement pour une bonne assimilation par l'être très évolué qu'est l'homme. »

2. Injections

Pour 1 grand verre d'eau, 1 cuillerée à café d'argile très fine. Laisser reposer et n'utiliser que la partie supérieure du liquide, en éliminant le dépôt. Y ajouter éventuellement des essences végétales. Voir *Femme (maladies de la).*

3. L'argile ne doit servir qu'une fois

Il n'est pas conseillé de réutiliser l'argile qui a servi en cataplasme ou en bain. Les propriétés de l'argile se sont réduites et des phénomènes particuliers ont pu intervenir : absorption ou adsorption de substances plus ou moins toxiques ou pathogènes, par exemple.

4. Dragées et comprimés d'argile

On trouve, dans le commerce diététique, des formes de présentation permettant une manipulation et une ingestion plus faciles de l'argile à ingérer.

Les comprimés sont de l'argile simplement pressée. Les avantages de cette formule, en voyage, sont évidents.

Les dragées enrobent l'argile de sucre ; elles sont plus facilement acceptées par les enfants, notamment.

Le seul inconvénient en est un prix plus élevé.

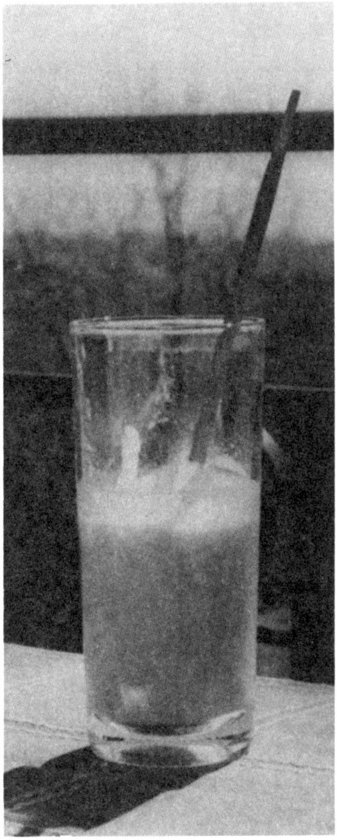

1

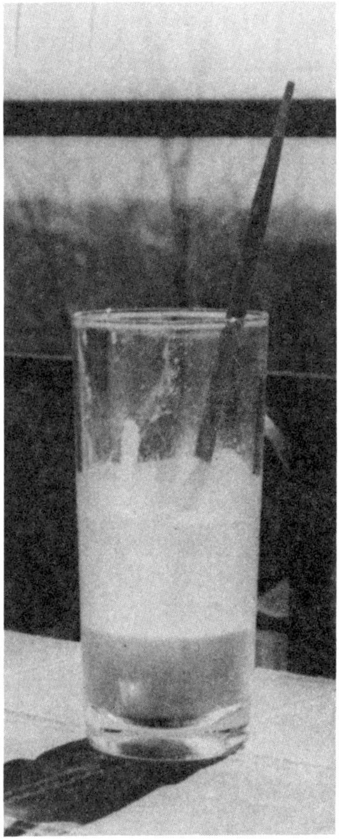

2

1 : Eau argileuse.
2 : Argile déposée. Partie claire supérieure : eau d'argile.

La bollboue

La bollboue (importée d'Allemagne) est un produit naturel aux qualités constantes, extraite à proximité immédiate de certaines sources thermales sulfureuses. C'est un produit de la sédimentation marine, réduit en poudre extrêmement fine dont les particules mesurent 20 microns et moins, jusqu'à la dispersion moléculaire.

La composition de la bollboue est la suivante :
— roche calcaire de Kalkspat . . . . 36 à 38 %
— quartz . . . . 28 à 55 %
— feldspath
— gypse
— pyrites . . . . 4,5 à 5 %
— traces de sodium
— iode et titane en oligo-éléments
— substances organiques . . . . 8,5 à 11,3 %
(dont 0,7 à 1 % d'huile bitumeuse)

1. Propriétés physico-chimiques

1 kg de bollboue sèche absorbe 550 g d'eau. A 80°, l'absorption est très rapide, et l'huile bitumeuse se transforme en émulsion, conférant ainsi à la bollboue sa qualité première. En effet, les substances bitumeuses en émulsion enveloppent les plus petites particules d'eau d'un film très mince qui supprime les déperditions calorifiques.

La bollboue est donc un produit thermo-isolant, extrêmement souple, d'une consistance crémeuse et d'une plasticité durable, qui peut facilement enduire n'importe quelle partie du corps et reste inaltérée sur la peau pendant une durée d'enveloppement de 1 à 2 heures.

2. Facteurs thérapeutiques

Les enveloppements peuvent être appliqués pendant 2 heures sans pertes de chaleur, et ceci à cause de l'extrême lenteur du refroidissement de la bollboue, permettant donc une action énergique en profondeur de stimulation thermique et de résorption. L'hyperémie ainsi provoquée aura comme effet une vasodilatation active, progressant en profondeur vers la vésicule biliaire, les glandes gastriques et le pancréas, en augmentant le métabolisme local, ainsi qu'une décomposition et une dissolution des exsudats chroniques de tout genre, et une augmentation de la résorption des sécrétions pathologiques. L'activité vitale des cellules du tissu glandulaire est accélérée. En même temps, l'irrigation séreuse du tissu diminue la conductibilité des cellules nerveuses, produisant aux endroits soumis à la chaleur, une action analgésique semblable à une anesthésie locale.

Par la chaleur statique due à l'application de la bollboue, tous les agents purifiants et toutes les forces du corps sont mobilisés pour l'élimination des toxines et l'amélioration des effets d'autres traitements.

Comme propriété spécifique de la bollboue, il faudrait signaler que le comportement bactéricide et antitoxique des tissus, provoqué par l'hyperémie, est notamment soutenu par les effets antiseptiques de l'huile sulfureuse de la bollboue, conférant en plus à la peau une souplesse remarquable et empêchant la formation d'érythèmes qui, autrement, peuvent se former facilement après plusieurs enveloppements chez des individus sensibles. Cette huile garantit aussi à la boue sa plasticité et sa propriété adhésive, deux qualités remarquables expliquant que, même lors des enveloppements prolongés, l'homogénéité reste constante, sans rudesse ni fendillements, permettant ainsi un bon transfert calorique à la partie du corps traitée pendant toute la durée de l'application.

3. Applications de la bollboue

Cette substance peut être utilisée en : gynécologie, cosmétologie, orthopédie, chirurgie, ophtalmologie, odontologie, arthritisme, rhumatismes chroniques, sciatique, congestions, affections des organes internes.

Les indications que nous donnons dans la 2e partie : *Dictionnaire des applications de l'argile* valent également pour la bollboue.

On trouvera cette substance en magasin de diététique.

DEUXIÈME PARTIE

Dictionnaire des applications de l'argile et des traitements naturels

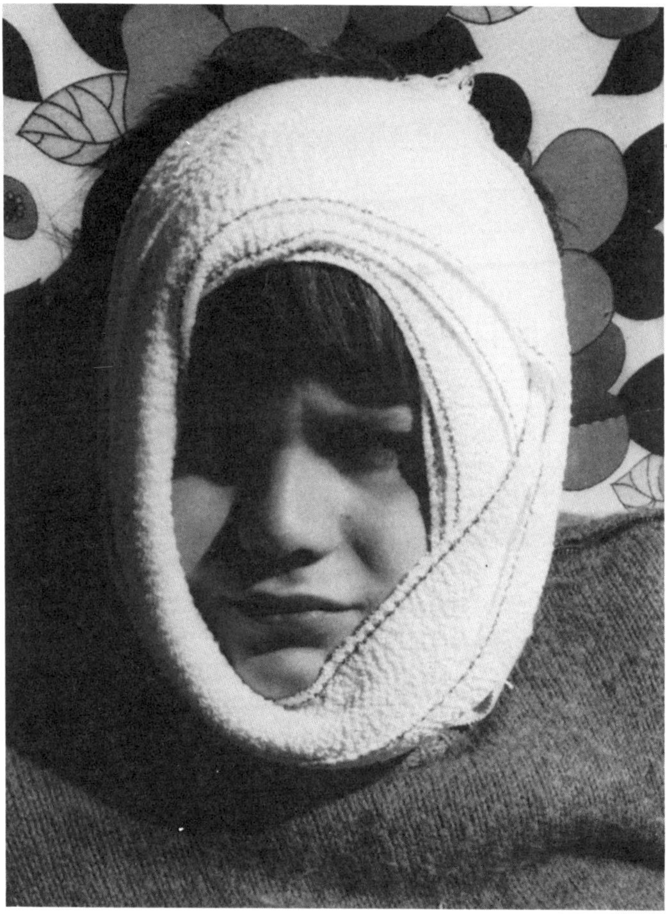

Cataplasme du cou et du tour des oreilles

A

Abcès

Réduire ou supprimer momentanément les aliments hydrocarbonés (farineux et sucres, notamment). Jeûne court puis alimentation crue. Lotions avec teinture-mère de Calendula.

Applications de petits cataplasmes d'argile + chlorure de magnésium (1 gramme) + éventuellement pomme de terre et carotte râpées (1 cuillerée à soupe). Ou encore : argile + oignon cuit à la vapeur (en volume, moitié de chaque).

Acné

Réduire tous les aliments farineux, sucrés, gras animaux et gras cuits. Supprimer chocolat, gâteaux, également viande, poisson, fromages fermentés, pendant plusieurs semaines. Si l'acné est très accentuée, un jeûne court est utile.

Air, soleil, exercice. Suppression du tabac, de l'alcool, des boissons dites toniques.

Localement, application légère d'argile fine humidifiée à l'eau additionnée d'essences végétales (fleur d'oranger, romarin, cannelle, cédrat, rose, etc.). Ce petit cataplasme peu épais peut comporter de 5 à 10 gouttes d'essences.

Amygdalite et végétations adénoïdes

Terrain catarrhal (voir le mot *Catarrhe*).

Bains de bouche et gargarismes, une ou deux fois par jour (voir *Inflammations Nez, Gorge, Oreilles).*

S'assurer de l'intégrité des vertèbres cervicales.

Applications d'argile en cataplasmes tièdes avec 10 gouttes d'essences végétales (de thym ou d'aiguilles de pin), autour du cou. Garder une heure. Renouveler une ou deux fois par jour pendant deux ou trois jours.

Chaque jour, *bain d'avant-bras* très chaud, avec 20 ou 30 gouttes d'une ou plusieurs des essences végétales ci-dessus.

Anémie

Nourriture incorrecte. Médicaments. Ambiance psychologique défectueuse. Rectifier les causes.

Relaxation psychosomatique, gymnastique au grand air et au soleil.

Rééducation cardio-respiratoire. Régime vitalisant (voir *Déminéralisation*). Importance des aliments vivants, crus (docteur Nolfi), du blé germé, de la levure alimentaire sèche, de la betterave rouge crue, etc.

Bain tiède avec 2 ou 3 cuillerées à soupe d'argile + 20 ou 30 gouttes d'essence de girofle (ou de marjolaine, de citron, de lavande).

Angine

Voir *Catarrhe.*

S'il y a simultanément rhumatisme articulaire aigu, voir également ce mot.

Jeûne total, puis alimentation crue. Avoir chaud.

Localement, **argile en cataplasmes tièdes** + 5 gouttes d'essences végétales (aiguilles de pin, eucalyptus, thym) + 1 gramme de chlorure de magnésium (garder une ou deux heures). Renouveler une ou deux fois par jour pendant deux ou trois jours.

Importance particulière du **gargarisme** et de l'**inhalation** de 5 gouttes de ces essences dans de l'eau à 65°, une ou deux fois par jour.

Angine de poitrine

Voir *Angor, Cœur.*

Angor

Voir aussi *Cœur.*

Relaxation psychosomatique. Eviter les tensions nerveuses excessives. Reprise progressive de l'activité physique. Respiration diaphragmatique. Alimentation très légère à prédominance crue, sans excès de fruits acides. Suppression totale du café, des drogues, de l'alcool, des boissons dites toniques.

Massage du thorax. Acupressure ou Points de Knap (thorax, face et dos). Dans certains cas, psychothérapie. Egalement, vertébrothérapie ou chiropratique au niveau des vertèbres dorsales.

Cataplasmes d'argile froide au creux épigastrique et sur les vertèbres dorsales.

Bain délassant avec algues micronisées + 2 ou 3 cuillerées à soupe d'argile et 20 gouttes d'essences végétales (girofle, lavande, marjolaine).

Appendicite

Danger ! Ne pas toucher à l'abdomen. Repos absolu, jeûne absolu, sans eau, pendant un, deux, ou trois jours. Seul, le médecin peut assumer le risque de ces « opérations » naturelles.

Artérite

Très fréquente chez les nerveux tendus, avec nourriture excessive, très carnée, tabac, alcool, certains médicaments, et absence de culture physique. Corriger les causes :

— Alimentation crue, riche en chlorophylle et en vitamine E — et même jeûne pendant une, deux, ou trois semaines ;

— Rééducation cardio-pulmonaire : gymnastique respiratoire et diaphragmatique, jogging, marche, exercices oxygénants, techniques de Plent, Martin de Beauce et Knap (un autre ouvrage de cette collection y sera consacré) ;

— Bain de soleil et bain d'air ;

— Suppression absolue du tabac, de l'alcool et des drogues ;

— Infusions : aubépine, feuilles d'olivier ;

— Bain de jambes alternatif, chaud et froid, en terminant par le froid. Y ajouter une cuillerée à soupe d'argile ;

— **Enveloppement de la jambe ou des jambes** affectées avec cataplasme d'argile froid ou tiède + 5 gouttes d'essences végétales (notamment hamamélis ou cyprès). Durée une ou deux heures. Une ou deux fois par jour.

Arthrite - Arthrite déformante

Réduction des aliments protidiques. Suppression temporaire ou définitive de la viande, des œufs, des fromages fermentés. Régime à prédominance crue. Grand air.

Infusions : reine-des-prés, baies de genévrier.

Cataplasmes d'argile sur les régions douloureuses et enflammées. Ajouter à l'argile de 10 à 20 gouttes d'essence de thym ou d'hysope.

Chaque jour, un **bain chaud** avec une ou deux cuillerées à soupe d'argile et 20 gouttes d'essences végétales (comme ci-dessus).

Ascite

Voir *Œdèmes.*

Asthme

Les traitements par drogues peuvent atténuer les symptômes mais ne guérissent pas. Il y a ici « angoisse du souffle ».

Alléger l'alimentation (jeûne ou régime de désintoxication). Détendre et sécuriser (relaxation psychosomatique, suggestion, autosuggestion ou auto-hypnose). Psychothérapie. Grand air. Calme. Héliose.

Respiration diaphragmatique (rééducation cardio-respiratoire).

Acupressure (1) ou Points de Knap. L'intervention du chiropraticien peut être utile.

Bain entier chaud avec argile + 20 gouttes d'essences végétales (eucalyptus, thym, aiguilles de pin). Une ou deux fois par semaine.

— **Bain des bras et avant-bras,** très chaud, avec eau + 1 gramme de chlorure de magnésium + 20 gouttes des essences végétales indiquées ci-dessus. A faire chaque jour.

1. Pour la pratique de l'acupressure, ou *acupressing,* voir l'ouvrage de L. Wan der Heyoten : *Santé et harmonie par les techniques corporelles et spirituelles* (épuisé).

B

Bouche (inflammations)

Souvent en rapport avec des difficultés digestives. Supprimer l'alimentation pendant un ou plusieurs jours. Prendre exclusivement de l'eau citronnée avec un peu de chlorure de magnésium.

Reprise progressive de l'alimentation (régime de désintoxication, puis 60/20/20). Eviter les aliments trop acides ou trop sucrés et les graisses cuites. Réduire ou supprimer la viande, les œufs, le fromage fermenté. Supprimer alcool, tabac et drogues.

Bains de bouche et gargarismes avec eau légèrement salée et magnésiée (1 g de sel + chlorure de magnésium) + 1/2 cuillerée à café d'argile fine + 5 gouttes d'essences végétales (girofle, romarin, anis, badiane...).

Bronchite

Voir *Catarrhe*.

Brûlures

Afin d'éviter le plus possible l'infection, adopter pendant plusieurs jours une alimentation très légère et plutôt crue.

Couvrir la blessure d'une gaze. Pas de chimie caustique. Eventuellement, lotionner avec dilution de teinture-mère de Calendula dans de l'eau bouillie.

Chaque jour, un cataplasme entouré de gaze ou de mousseline avec argile + 1 gramme de chlorure de magnésium + 2 cc (1) de plasma de Quinton (très dilué).

Brûlures profondes : appeler le médecin. Si impossibilité, prendre un tissu très propre de la dimension exacte de la brûlure. Le garder en place et l'humecter en permanence d'eau bouillie tiède additionnée de quelques grains de sel complet et de chlorure de magnésium.

1. cc : centicube.

C

Cal

Voir *Durillon*.

Calculs biliaires

Voir *Foie*.

Cancer de la peau

Rectifier l'hygiène de vie et d'alimentation. Nourriture crue (aliments vivants, docteur Nolfi).

Importance particulière du grand air, de l'exercice modéré, de l'équilibre émotionnel. Suppression absolue et définitive du tabac, de l'alcool et des drogues.

Importance de la magnésiothérapie (voir notamment les travaux du professeur Lautié).

Argile en cataplasmes deux ou trois fois par jour. Durée : 2 heures. Humidifier avec eau + 1 gramme de chlorure de magnésium + plasma de Quinton (2 cc).

Cancer du sein

Voir *Sein*.

Catarrhe

Inflammation de la muqueuse respiratoire et digestive. Le catarrhe tend à s'étendre à tous les organes de la partie supérieure du corps : estomac, gorge, bouche, oreilles, nez, yeux, méninges du cerveau, bronches, poumons — et de la partie inférieure : intestin, vagin, utérus, trompes, ovaires, etc.

Jeûne total ou régime de désintoxication, puis alimentation vitalisante (voir *Déminéralisation*). Réduire les hydrates de carbone (farineux, sucres, graisses cuites).

Grand air, soleil, exercice, rééducation cardio-respiratoire, points de Knap.

Essences végétales en frictions, inhalations, bains de bouche et gargarismes (mêmes essences que pour le cataplasme décrit ci-dessous). La fièvre assure un rétablissement plus rapide. Ne pas la contrecarrer. Le chlorure de magnésium est utile à tous les stades.

Argile : emplâtre tiède autour du cou avec argile + 1 gramme de chlorure de magnésium + 5 gouttes d'essences végétales (essences d'aiguilles de pin, d'eucalyptus, de thym, de lavande et lavandin).

Céphalées

Voir *Migraines*.

Cicatrices après opérations

Avant et après l'intervention chirurgicale, jeûner ou ne prendre qu'une alimentation crue afin de réduire le risque d'infection et de suppuration (docteur Pauchet).

Cataplasmes d'argile avec plasma de Quinton (2 centicubes) et chlorure de magnésium (1 gramme) + essences de lavande et lavandin (5 gouttes) sur la région en cause. Deux ou trois fois par jour.

Circulation

Les troubles de la circulation ont pour causes essentielles, comme toutes les maladies cardiaques : sédentarité excessive, alimentation défectueuse, tabac, alcool, drogues, désordres vertébraux et problèmes psychologiques.

Correction des causes : alimentation légère mais tonifiante ; respiration diaphragmatique ; repos en position déclive à plusieurs reprises dans la journée, en alternance avec la marche. Gymnastique en position couchée. Bain d'air. Douche écossaise.

Bain alternatif de jambes (chaud et froid, en terminant par le froid). Ajouter une cuillerée à soupe d'argile dans l'eau chaude + essences végétales, notamment hamamélis et cyprès.

Chaque jour, massage énergique de la colonne vertébrale avec essences végétales tonifiantes : de lavande, thym, serpolet...

Pas de cataplasme d'argile sur les varices, mais des cataplasmes de chou : broyer une ou plusieurs feuilles très finement et les appliquer sur la région en cause. Durée : 2 heures environ.

Coliques digestives

Diagnostic médical indispensable. Causes très diverses. En attendant : jeûne total ; un peu d'eau. Eventuellement infusion de camomille, clous de girofle ou anis vert, quelques grammes de chlorure de magnésium.

Détente.

L'argile est déconseillée, sauf avis médical.

Coliques hépatiques

Voir *Foie*.

Colonne vertébrale

L'avis d'un spécialiste est indispensable. Ne pas se laisser manipuler à l'aveuglette. Dans certains cas, une remise en ordre par un chiropraticien ou un ostéopathe très compétent est indispensable.

Eviter certains mouvements ou postures de yoga. Pas de flexions avant ou arrière avec les jambes tendues.

Peuvent être utiles : un coussin adapté sous la colonne vertébrale, ainsi que la technique des points de Knap.

Argile : en application sur les parties douloureuses, avec chlorure de magnésium, en attendant l'intervention du spécialiste. Cataplasme froid additionné de 2 ou 3 grammes de chlorure de magnésium, à garder 2 heures.

Congestion cérébrale

Appeler d'urgence le médecin. Jeûne puis alimentation crue. Suppression absolue du tabac et de l'alcool.

Petit à petit, respiration, gymnastique, marche au grand air. Si paralysie : rééducation fonctionnelle.

Frictions énergiques de la colonne vertébrale avec essences végétales tonifiantes : thym, serpolet, etc.

Intervention du chiropraticien souvent utile (vertèbres cervicales à examiner).

Cataplasmes froids d'argile autour du cou et dans le dos, incluant les vertèbres dorsales. Y ajouter des essences végétales (hamamélis, lavande) : de 2 à 5 gouttes. Garder ce cataplasme 1 heure. Cependant, si le réchauffement de la région n'intervient pas dans les 10 minutes, l'enlever, le réchauffer et le réappliquer. Couvrir d'un linge de laine.

Constipation

Il est indispensable de procéder au diagnostic et à la recherche des causes. Il y a risque d'occlusion intestinale. En l'absence d'anomalies organiques : détente, aller à la selle à heures fixes. Alimentation contenant suffisamment de cellulose (fibres alimentaires) : crudités, pruneaux trempés, épinards cuits dans deux ou trois eaux, courgettes, etc. Mais ne pas être obsédé par le problème de la défécation. Gymnastique abdominale. **Léger massage abdominal** dans le sens des aiguilles d'une montre.

Pas de plantes irritantes qui altèrent le fonctionnement intestinal et surmènent des structures qui, ensuite, deviennent plus atones encore.

Argile par voie interne : s'abstenir.

Bain tiède avec argile (2 cuillerées à soupe) + essences végétales (thym, romarin : 10 gouttes, chaque jour). Durée : de 15 à 20 minutes.

Convulsions

Elles sont fréquemment à l'origine de l'épilepsie si elles sont réprimées par des drogues au long cours.

Fréquemment, il y a sous-minéralisation (voir le mot *Déminéralisation*). Hypocalcémie. Température spasmodique. Sensibilité nerveuse. Il faut donc une hygiène de vie et d'alimentation très correcte. Tonification générale. Frictions de la colonne vertébrale avec essences végétales tonifiantes (thym, romarin, lavande).

Intervention du chiropraticien souvent utile.

Grand air, exercice, relaxation. Importance d'un climat émotionnel détendu.

Argile en cataplasmes tièdes autour du cou et sur la partie supérieure de la colonne vertébrale. Y ajouter chlorure de magnésium (1 ou 2 grammes) + plasma de Quinton (5 cc) + quelques gouttes d'essences végétales tonifiantes. Garder de 15 à 30 minutes.

Coqueluche

Jeûne total pendant plusieurs jours, puis alimentation réduite, à prédominance crue, sans lait ni œuf, pendant une ou plusieurs semaines. Le lait nature est souvent nocif chez l'enfant au-delà de trois ans. Grand air, tonification générale. Calme et détente. Si on le peut, changer de région pendant trois ou quatre semaines.

Cataplasmes d'argile tiède autour du cou (un ou deux par jour, durée de 15 à 30 minutes) + essences végétales (aiguilles de pin, eucalyptus, citron, thym, lavande) : 5 gouttes. Voir aussi *Catarrhe.*

Coryza

Voir *Rhume de cerveau.*

Coups et bosses

Appliquer localement des compresses d'argile froide : trois ou quatre dans la journée. Garder 1 ou 2 heures.

Crampes d'estomac

Les causes sont très diverses : mauvaise digestion, troubles hépatiques. Voir également l'état de la colonne vertébrale.

Les points de Knap dorsaux doivent être poncés. Eventuellement, intervention du chiropraticien.

Cataplasmes d'argile tiède au creux épigastrique et sur les vertèbres dorsales. A garder de 30 à 60 minutes.

Crampes musculaires

Indiquent souvent une sous-minéralisation. Assimilation insuffisante du calcium. Carence magnésienne possible. Alimentation vitalisante : voir *Déminéralisation*.

Argile en cataplasmes répétés sur les parties douloureuses. Y ajouter 1 ou 2 grammes de chlorure de magnésium + essence d'hamamélis (de 2 à 5 gouttes). Durée : de 30 à 60 minutes.

Croup

Voir *Diphtérie*.

D

Déchirures musculaires

Argile en cataplasmes tièdes prolongés et répétés. Repos de la région lésée.

Déminéralisation

Carence de calcium ou insuffisance d'assimilation du calcium et d'autres oligo-éléments. L'alimentation est à rectifier :

— crudités : ne pas oublier la carotte, la betterave rouge, le navet, le persil, etc. ;

— quelques fruits oléagineux chaque jour : noisettes, amandes, pistaches, noix du Brésil ;

— huile de pépins de courge (1 / 3 ou 1 / 4 de cuillerée à café chaque jour) ;

— fromage blanc frais, fromage à pâte ferme, œuf biologique ;

— pollen, blé germé ;

— nourriture sans toxiques chimiques ;

— abstention totale de l'alcool, du café, du tabac, des boissons acidifiantes à base de coca, de cola, acide phosphorique, caféine, drogues acidifiantes, etc.

Ne pas oublier, chaque jour, une ration suffisante de jus de fruit frais (1 / 2 ou 1 citron *bien mûr,* de provenance biologique, ou de pomme, de raisin, etc.).

— Magnésiothérapie.

— Héliose (le bain de soleil est indispensable et, à défaut, pendant la mauvaise saison, le bain d'air).

Argile : elle a été vantée à l'intérieur mais elle ne possède pas de véritable vertu minéralisante, d'après le professeur Lautié.

A l'extérieur : **cataplasmes sur la colonne vertébrale,** notamment au niveau des vertèbres dorsales : argile + 2 grammes de chlorure de magnésium. Durée : 1 heure.

Bains tièdes avec argile + algues micronisées + 2 grammes de chlorure de magnésium + 10 grammes de sel marin complet. Durée : de 20 à 30 minutes.

Dents

Le sucre, surtout raffiné, est le grand ennemi des dents. Se méfier aussi du pain blanc, et en général de tous les aliments traités industriellement.

En cas de carie dentaire : abstention totale de chocolat, de produits sucrés et toxiques. Application du régime vitalisant (voir *Déminéralisation*).

Bains de bouche avec eau légèrement salée et magnésiée, ou eau + 2 gouttes d'essences végétales (fenouil, badiane, etc.).

Gingivite : mêmes indications. De plus, deux ou trois fois par jour, frictionner les gencives avec le doigt trempé dans du jus de citron.

Inflammations, abcès dentaire : voir *Bouche*.

Douleurs dentaires dites « arthritiques ». Jeûne de quelques jours puis régime reminéralisant.

Consulter régulièrement un dentiste favorable aux méthodes naturelles. Chez l'enfant, veiller au bon déroulement des processus de dentition. Des dents qui se forment en période de déminéralisation sont très fragiles.

D'une manière générale, dans les *douleurs dentaires,* prendre une décoction de clous de girofle. Introduire un clou de girofle entre la gencive et la joue.

Dentifrice

Les dentifrices à l'argile sont abrasifs. Ils altèrent l'émail des dents. Ne les utiliser que très rarement.

Dentifrices préférables :

— Eau avec quelques gouttes d'essences végétales (fenouil, anis, girofle, etc.), (professeur Lautié) .

— Huile d'olive (1 cuillerée à soupe) et sel marin (une pointe de couteau), à utiliser avec le doigt, qui masse les gencives et les dents, après avoir soigneusement débarrassé les interstices dentaires des particules d'aliments qui peuvent s'y trouver.

Diarrhée

Le diagnostic médical est indispensable. Chez l'enfant, il peut y avoir évolution vers une neuro-toxi-infection. Penser aux travaux de Quinton, Delbet, Neveu, du professeur Lautié, pour une prescription de chlorure de magnésium et de plasma de Quinton.

S'il y a *diarrhée banale* chez l'adolescent ou l'adulte : jeûne total tant que durent les symptômes (un, deux, ou trois jours), puis reprise alimentaire avec pomme crue râpée, puis riz blanc, pâtes blanches, œuf cuit dur, etc.

Suppression des toxiques et, provisoirement, des fruits trop acides, sauf jus de citron dilué.

Pas de tisanes sans avis du spécialiste.

Faut-il utiliser l'argile par voie interne ? Ici, il y a danger possible : un bouchon peut se former, d'où risque d'occlusion intestinale. A la rigueur, on peut utiliser un lait d'argile très dilué : 1 cuillerée à café d'argile par litre d'eau ; bien secouer puis laisser reposer quelques heures. Y ajouter éventuellement une goutte d'essences végétales naturelles (thym, badiane, etc.) et 1 pointe de couteau de chlorure de magnésium.

Diphtérie (ou *Croup*)

Il faut appeler d'urgence le médecin. Faire jeûner et donner de l'eau additionnée de chlorure de magnésium à vingt pour mille. Rester au lit, avoir bien chaud. Vaporiser des essences végétales naturelles (lavande, lavandin, eucalyptus, aiguilles de pin, etc.).

Frictionner le thorax, la colonne vertébrale et le cou avec ces essences. Les prendre en inhalation (eau à 65 ° maximum). En mettre régulièrement quelques gouttes sur l'oreiller.

Argile : la situation étant grave, seul le médecin est juge de l'opportunité de procéder à des enveloppements chauds ou froids.

Doigt blanc

Jeûne ou alimentation crue. Les féculents et sucres accroissent le risque d'inflammation et de suppuration.

Tremper le doigt dans l'eau salée et magnésiée. Y ajouter quelques gouttes de teinture-mère de Calendula. Appliquer aussi une pommade homéopathique antiphlogistique, en alternance avec enveloppements du doigt à l'argile (à garder 1 ou 2 heures).

Douleurs articulaires

Si elles sont dues au surmenage musculaire et articulaire : repos, effleurages, cataplasmes d'argile avec essences (oranger, hamamélis). Bains du corps entier, tièdes ou chauds, avec argile + essences (thym, ou hysope).

Si ces douleurs sont dues à l'arthrite ou au rhumatisme, voir ces mots. Sauf exception, éviter les antialgiques chimiques.

Bains chauds avec argile (2 cuillerées à soupe) + essences végétales : thym, hysope, romarin (4 ou 5 gouttes). Durée : de 15 à 30 minutes.

Durillon

Prendre des chaussures plus amples.

Argile : en bain local, tiède, avec 2 ou 3 gouttes d'essences végétales (girofle ou lavandin).

E

Ectopie testiculaire

Il faut vitaliser l'enfant. Alimentation riche (voir *Déminéralisation*). Grand air, soleil, exercice modéré.

Eczéma

Voir *Peau*.

Emphysème

Les alvéoles pulmonaires sont élargies et fibrosées. La circulation sanguine dans cette région est freinée, donc le sang assimile moins bien l'oxygène et désassimile moins bien le gaz carbonique et les produits de déchets au niveau des poumons.

Nécessité absolue d'air pur et ionisé négativement. Vie physique assez active (sans excès) au grand air. Nourriture légère et vitalisante, atoxique. (Voir *Déminéralisation*).

Inhalation et olfaction d'essences végétales très diluées dans de l'eau à 65° maximum : aiguilles de pin, eucalyptus, thym...

Bains généraux tièdes avec 2 cuillerées à soupe d'argile + 10 gouttes d'essences végétales naturelles (voir ci-dessus) suivis d'une ablution à l'eau froide pour accélérer la circulation et tonifier la peau, qui doit jouer un rôle plus important en raison de l'insuffisance pulmonaire. Chaque bain peut durer de 20 à 30 minutes.

Entérite

Voir *Diarrhée*.

Entorse et foulure

Repos total des structures en cause. Voir un très bon ostéopathe ou un rebouteux.

Enveloppements froids avec eau et, si possible, argile pour neutraliser la douleur. Durée : de 1 à 2 heures. Répéter 2 ou 3 fois par jour.

Epanchement de synovie

Repos des structures en cause.

Enveloppements d'eau froide ou cataplasmes d'argile froide + essences végétales (hamamélis) : de 5 à 10 gouttes. Garder 1 ou 2 heures et renouveler.

Epilepsie

(Voir aussi *Convulsions*).

Alimentation très légère, atoxique. Jeûne court ou prolongé, sous surveillance médicale constante. Régime vitalisant (voir *Déminéralisation*).

Une psychothérapie est souvent utile.

Des crises de désintoxication sont probables ; les résultats sont souvent spectaculaires ensuite.

Bains à l'eau tiède, puis alternativement tiède et froide. 20 à 30 minutes.

Argile en applications froides sur la nuque, les vertèbres dorsales, le creux épigastrique. Durée : 15 minutes.

Ajouter des essences végétales (cannelle, lavande, marjolaine) à l'eau du bain (de 5 à 10 gouttes) et au cataplasme (2 ou 3 gouttes).

F

Fatigue

1) Fatigue musculaire. Due à un malmenage des structures en cause. Production excessive d'acide lactique. Alimentation défectueuse (trop de protides, par exemple).

Repos, hydrothérapie.

Bains généraux avec argile + algues micronisées + 5 à 10 gouttes d'essences végétales (thym, girofle...) + 2 grammes de chlorure de magnésium. Puis, ablution à l'eau froide. Un bain par jour pendant 1 semaine, puis tous les 2 ou 3 jours.

2) Fatigue cérébrale et nerveuse. Alimentation légère puis vitalisante (voir *Déminéralisation*). Relaxation, exercice physique au grand air. Eventuellement, psychothérapie.

Friction du thorax aux essences végétales (lavande, marjolaine).

Bain général comme ci-dessus. Eau tiède ou chaude, suivi d'une ablution à l'eau froide.

Cataplasmes d'argile froide avec 2 gouttes d'essences végétales (citron, lavande, lavandin, girofle) + 1 gramme de chlorure de magnésium. A appliquer à la base de la colonne vertébrale ainsi que sur le pubis et les bourses, une ou deux fois par jour, pendant 1 ou 2 heures.

Faux-croup (ou *Laryngite striduleuse*)

Chez le jeune enfant, accompagne souvent la peur, l'angoisse, la crainte d'être abandonné par les parents.

Rassurer l'enfant. Le prendre dans les bras. Rectifier l'alimentation, d'abord légère puis reminéralisante (voir *Déminéralisation*).

Grand air, mouvement, pas de drogues, d'excitants, de chocolat, etc. Hydrothérapie tiède.

Frictions aux essences végétales naturelles (essence d'eucalyptus, thym, aiguilles de pin).

Autour du cou et sur le creux épigastrique, **enveloppements tièdes avec argile** + essences végétales ci-dessus : 2 gouttes.

Femme (maladies de la)

Les problèmes sont complexes, de l'enfance à la ménopause et au grand âge. La femme prépare depuis l'enfance sa ménopause. Prendre garde aux hormones contraceptives, à l'avortement, etc.

Règles douloureuses. Alimentation très légère, puis régime vitalisant (voir *Déminéralisation*).

Bains de siège tièdes ou assez chauds avec argile et 2 grammes de chlorure de magnésium : 1/2 heure. A répéter chaque jour.

Consulter un chiropraticien pour vérifier si la colonne vertébrale, notamment au niveau des lombaires, est correcte.

Frictions délassantes avec essence de lavande ou de romarin (ces essences, *déterpénées,* peuvent être ajoutées au bain de siège à raison de quelques gouttes. Une ou deux frictions chaque jour, matin au lever, et soir au coucher.

Ménopause difficile (bouffées de chaleur).

Détente psychosomatique. Vie au grand air. Alimentation vitalisante mais légère et biologique.

Hydrothérapie tiède. Frictions de la colonne vertébrale avec essences végétales comme ci-dessus.

Consulter éventuellement un chiropraticien.

L'état nerveux est important. Apprendre la relaxation psychosomatique.

Bains généraux avec argile, algues micronisées, 2 grammes de chlorure de magnésium et 10 gouttes d'essences végétales (lavande, romarin, etc.). 2 ou 3 bains par semaine.

Vulvite, vaginite, cervicite, utérite, inflammation des trompes, ovarite, pertes blanches, etc. Voir le mot *Catarrhe*.

Alimentation crue puis vitalisante (voir *Déminéralisation*). Bains de soleil. Magnésiothérapie.

Injections vaginales peu profondes avec lait d'argile très léger + 1 goutte d'essences végétales (lavande déterpénée) + 1 gramme de chlorure de magnésium + plasma de Quinton. 1 injection chaque jour.

Bain général tiède ou bain de siège froid. Ajouter à l'eau de l'argile ou des essences végétales déterpénées (romarin, fleur d'oranger, lavande), suivant les indications données ci-dessus.

Kyste et fibrome. Jeûne, alimentation crue le plus longtemps possible (docteur Nolfi).

Magnésiothérapie conseillée (professeur Lautié).

Argile, en applications sur la colonne vertébrale, notamment au niveau des lombaires. 2 cataplasmes par jour, durée 1 heure.

Bains généraux et locaux : voir ci-dessus.

Foie

Le premier « traitement » du foie est préventif : une alimentation saine, atoxique, modérée, équilibrée, avec méfiance à l'égard des toxiques : café, cacao, alcool, médicaments, excès de protides et de glucides. L'œuf, pris en petite quantité, contient des graisses phosphorées utiles au fonctionnement du foie.

La « faiblesse hépatique » est le plus souvent un mythe. Les excès peuvent surmener le foie ; donc, les éviter.

L'acupressure ou les points de Knap sont souvent très utiles.

Grand air. Activité physique. Compresses d'eau chaude sur la région du foie en cas de difficultés légères.

Des troubles digestifs peuvent être également dus à des calculs.

Calculs biliaires

Prudence ! Sous le contrôle d'un médecin : jeûne prolongé et reprise très lente de l'alimentation, avec régime de désintoxication, fruits frais bien mûrs, peu acides, légumes, etc.

Le médecin pourra prescrire également : chélidoine ou une préparation de cette plante.

Argile : applications tièdes ou chaudes sur la région du foie et les vertèbres dorsales. Adjonction d'essences végétales (notamment romarin, 2 ou 3 gouttes). 2 ou 3 cataplasmes chaque jour ; durée : 1 heure.

Foulure

Voir *Entorse*.

Fracture osseuse des membres

Jeûne ou alimentation crue, puis régénératrice (voir *Déminéralisation*). Héliose. Magnésiothérapie.

Enveloppements de la région lésée avec cataplasmes d'argile + 2 grammes de chlorure de magnésium + 2 cc de plasma de Quinton. 2 ou 3 applications chaque jour ; durée : 1 ou 2 heures.

Furoncles

Voir *Phlegmon*.

G

Ganglions

Voir *Déminéralisation.*

Gangrène

Jeûne total le plus prolongé possible ou régime cru, sans amidon ni sucre. Magnésiothérapie. Héliose. Grand air.

Localement : compresses d'eau avec 2 grammes de sel + 2 grammes de chlorure de magnésium + 2 gouttes d'essences végétales (thym, lavande) alternant avec applications d'argile et 5 gouttes de teinture-mère de Calendula. 2 ou 3 applications par jour ; durée : 1 heure.

Cataplasmes d'argile : dans une gaze ou une mousseline, avec 2 grammes de chlorure de magnésium, plasma de Quinton, essences végétales (lavande, lavandin) déterpénées : 2 ou 3 fois par jour, pendant 1 ou 2 jours. Entre les cataplasmes, compresses et lotions (voir ci-dessus).

Agir sous la conduite d'un médecin.

Gastrite

Irritation ou inflammation de la muqueuse de l'estomac. Alimentation excessive ou toxique. Café, alcool, tabac, médicaments.

Exclure temporairement les amidons et sucres qui accentuent les fermentations et putréfactions. Vérifier l'existence d'une ptose possible. Problèmes psychologiques souvent actifs.

Alimentation très légère, jus de légumes cuits ou crus en petite quantité — puis régime élargi : légumes, un peu de fruits bien mûrs — peu acides — puis réincorporer riz blanc ou semi-complet, pâtes blanches, œuf cuit dur, fromage à pâte ferme. Veiller à l'équilibre émotionnel.

L'argile est déconseillée par voie interne, sauf sous forme de lait d'argile très léger et avec prudence.

A l'extérieur, dans le **bain délassant tiède,** ajouter 2 cuillerées à soupe d'argile et 10 à 20 gouttes d'essences végétales, notamment romarin ou lavande.

Gingivite

Voir *Dents*.

Goitre

Voir *Thyroïde*.

Goutte

Supprimer temporairement ou définitivement la viande ; définitivement, les abats, les viandes faisandées, l'alcool, le tabac, le café, les drogues. Si possible, jeûne total ou alimentation crue.

Laisser agir la fièvre même au prix de fortes douleurs.

Appliquer des **compresses chaudes** ou des **cataplasmes d'argile** sur les régions douloureuses (avec essences végétales :

thym, hysope, 10 gouttes). 2 ou 3 fois par jour ; durée : 1 ou 2 heures.

Gonflement des articulations

— **Si traumatismes :** voir un ostéopathe ou un rebouteux.

Compresses froides ou cataplasmes d'argile froide, à garder 1 ou 2 heures et à renouveler 3 fois par jour jusqu'à cessation des douleurs et de l'enflure.

— **Si rhumatisme articulaire :** voir ce mot.

Grippe

Voir *Catarrhe* et *Inflammation Nez-Gorge-Oreilles.*

Grossesse

Vie très saine, sans toxiques. Alimentation légère, bien équilibrée 60/20/20. Nourriture vitalisante (voir *Déminéralisation*). Grand air, marche alternant avec repos allongé. Respirer et non manger pour deux. Pour éviter ou réduire les varices et les hémorroïdes : respiration diaphragmatique ; éviter les efforts violents et l'alimentation trop concentrée. Repos fréquent en position allongée et même légèrement déclive (thorax plus bas que jambes), au moins 1/2 heure, 2 ou 3 fois par jour.

Bains de siège froids (une ou deux minutes), le corps restant bien chaud ; y ajouter 1 cuillerée à soupe d'argile et 2 grammes de chlorure de magnésium.

H

Hémiplégie

Voir *Paralysie* et *Congestion cérébrale.*

Hémorragie nasale (épistaxis)

Diagnostic médical indispensable.

Si conséquence d'un choc : sauter un ou deux repas. Compresses d'eau ou d'argile froide sur la nuque, jusqu'à cessation des saignements ; à renouveler au fur et à mesure du réchauffement.

Si faiblesse : régime vitalisant (voir *Déminéralisation*). (La dégradation de la flore intestinale empêche la formation dans l'intestin de la vitamine K à partir de la digestion de la cellulose).

Vérifier l'état des cervicales ; consulter un chiropraticien.

Hémorroïdes

Alimentation très légère (voir *Circulation* et *Cœur*). Eviter épices et condiments. Supprimer le sel.

Pas d'effort physique excessif. Fréquemment, repos en position déclive. Graisse végétale à appliquer autour de l'anus, 1 ou 2 fois par jour.

Bains de siège froids de deux ou trois minutes avec argile et essences végétales déterpénées (romarin, lavande, lavandin, hamamélis : 5 gouttes). 1 ou 2 fois par jour.

Hépatite virale

Voir *Foie*.

Hernie

Réduire les fermentations gastro-intestinales et l'obésité éventuellement, grâce à une alimentation très légère, bien combinée. Ne pas prendre au même repas amidons et acides.

Repos fréquent en position allongée, déclive.

Dans cette position, en dehors des périodes de digestion gastrique, gymnastique de tonification abdominale, en veillant à ce que la hernie soit « rentrée ». Attention à la hernie étranglée !

Argile : un ou deux cataplasmes froids chaque jour sur la région. Y ajouter du chlorure de magnésium (2 grammes). Durée : 1 heure.

Hernie discale

Voir un excellent ostéopathe ou chiropraticien.

Extension progressive de la colonne vertébrale. Tonification prudente des muscles et haubans par des exercices bien conçus. Massages légers avec essences végétales (lavande, thym, serpolet). Utilité du ponçage des points de Knap.

Argile en cataplasmes sur la région en cause, une ou deux fois par jour. Garder 1 ou 2 heures.

Hypertension

Contrôle médical indispensable. Réduire l'alimentation, se rapprocher du régime cru.

Détente physique et nerveuse. Infusions d'aubépine, d'olivier, de genévrier.

Points de Knap.

Argile : cataplasmes froids dans la région lombaire, à garder 1 ou 2 heures. (Le réchauffement de la région doit intervenir dans les 10 minutes. Sinon, réchauffer le cataplasme).

Hypotension

Alimentation vitalisante (voir *Déminéralisation*). Blé germé (avec prudence et progressivité). Tonification musculaire par l'exercice (la rééducation cardio-respiratoire est particulièrement conseillée).

Argile : cataplasmes dans la région dorsale, froids ou chauds, suivant la préférence personnelle. A garder 1 ou 2 heures.

I

Infarctus

Voir aussi *Cœur*.

Repos total, puis exercices physiques et respiratoires très progressifs.

Les légumes et fruits crus sont des anticoagulants naturels.

Abstention totale des toxiques : tabac, café, alcool, drogues.

Les plats carnés et amylacés sont « coagulants ».

Le calme émotionnel est impératif.

La rééducation cardio-pulmonaire s'impose, de même que l'**acupressure** ou les **points de Knap.** Des résultats exceptionnels ont été obtenus par les méthodes naturelles.

Argile (sous contrôle médical) : cataplasmes avec 5 gouttes d'essences végétales (hamamélis, lavande, thym) sur la région dorsale, et au niveau du creux épigastrique. 2 ou 3 fois par jour ; durée : 1 heure. Le réchauffement doit intervenir dans les 10 minutes. Sinon, réchauffer le cataplasme.

Inflammation Nez-Gorge-Oreilles

Voir *Catarrhe* et *Bouche*.

Réduction des aliments farineux et sucrés. Abstention des toxiques : tabac, alcool, plats épicés, drogues, etc.

Si la respiration nasale est obstruée par l'inflammation des cornets, ouvrir le passage narinaire avec des cornets spéciaux (Inhal-à-Fond, par exemple), et pratiquer le Respirator de Plent.

Grand air, soleil.

Inhalations légères avec essences végétales (eucalyptus, aiguilles de pin, etc.). Gargarismes et bains de bouche avec ces mêmes essences diluées dans de l'eau froide ou tiède.

Infusions extrêmement légères (thym, romarin, lavande, eucalyptus ou aiguilles de pin : 2 ou 3 gouttes par bol d'eau à 65° 1 ou 2 fois par jour. Durée : 10 minutes.

Après une première période de réduction alimentaire, un régime revitalisant s'impose (voir *Déminéralisation*).

Le bain chaud avec argile, algues micronisées, 2 grammes de chlorure de magnésium et de 5 à 10 gouttes d'essences végétales (voir ci-dessus) est souvent très utile : un par jour au début, deux par semaine ensuite. Durée : 1/2 heure.

Cataplasmes autour du cou, tièdes, avec argile et 2 grammes de chlorure de magnésium + 2 grammes des mêmes essences, chaque jour.

Les **gargarismes à l'argile** sont irritants ; nous conseillons de s'en abstenir.

Insomnie

— Si *troubles rénaux ou cérébraux :* diagnostic médical indispensable.

— Si *préoccupations, troubles digestifs, etc. :* réduction de l'alimentation, notamment le soir ; éviter les acides au dernier repas.

Alterner les activités physiques (sans excès) et le repos.

Autosuggestion ou auto-hypnose. Psychothérapie éventuelle.

Avant le coucher : infusion tiède avec tilleul, verveine, etc..., sucrée au miel doux.

Au lit : placer une bouillotte chaude aux pieds et dans la région lombaire.

Eviter les lectures et les spectacles excitants avant le sommeil.

Supprimer le café, le cacao, le tabac et les drogues.

Deux ou trois fois par semaine, avant le coucher : *bain tiède* avec tilleul ou essences végétales (fleur d'oranger ou romarin : 10 ou 20 gouttes).

L

Laryngite

Voir *Catarrhe* et *Inflammation Nez-Gorge-Oreilles*.

Laryngite striduleuse

Voir *Faux-croup*.

Leucémie

L'intervention du médecin est indispensable.

Rectifier les causes (médicaments, toxiques...). Petit jeûne ou alimentation crue (docteur Nolfi), puis régime vitalisant (voir *Déminéralisation*).

Importance du chlorure de magnésium (professeur Lautié), de la betterave rouge crue, du navet cru râpé, etc. Intérêt de l'abricot et du raisin (biologiques).

Bains d'air et de soleil. Relaxation psychosomatique. Exercices oxygénants.

Frictions de la colonne vertébrale avec essences végétales tonifiantes (lavande, thym, etc.), matin après la toilette et soir au coucher.

Argile : bain tiède avec algues micronisées + chlorure de magnésium (2 grammes + plasma de Quinton (5 cc)), suivi d'une ablution froide et d'une friction énergique de la colonne vertébrale avec des essences végétales tonifiantes. Le bain peut durer de 20 à 30 minutes.

Lumbago

Si accident : voir un chiropraticien ou un ostéopathe. Pratiquer le ponçage des points de Knap.

Si arthrite ou rhumatisme : voir ces mots.

Argile en cataplasmes sur la région douloureuse, avec essences de thym et hysope (5 ou 10 gouttes).

M

Mal perforant plantaire

Voir *Artérite* et *Gangrène*.

Maladie d'Alvarez

Affecte les petits vaisseaux à l'intérieur du crâne (et du cerveau), qui deviennent durs, sclérosés. Altérations cérébrales possibles.

Soins : voir *Cœur* et *Circulation*.

Gymnastique du cou et des épaules.

Lotions sur ces régions avec essences végétales (hamamélis, romarin) 1 ou 2 fois par jour.

Argile : en cataplasmes sur la nuque, avec adjonction des essences ci-dessus (5 grammes). Le cataplasme, froid, doit se réchauffer dans les 10 minutes ; sinon, le tiédir et le réappliquer. 1 ou 2 fois par jour, 1/2 heure.

Mastoïdite

Voir *Otite* et *Inflammation Nez-Gorge-Oreilles*.

Méningite cérébro-spinale

L'intervention du médecin est nécessaire.

Si suite de vaccination : les dégâts cérébraux peuvent être irrémédiables.

Si extension du catarrhe du nez, de la gorge, des oreilles : soins indiqués à *Catarrhe* et *Inflammation Nez-Gorge-Oreilles*. La fièvre est le grand remède. Jeûne, chaleur, vaporisations d'essences végétales (lavande, romarin, thym, serpolet, eucalyptus, etc.).

La magnésiothérapie est conseillée.

Argile : à déterminer par le médecin.

Migraines et céphalées

Causes très diverses, à rectifier :

- Dégâts cérébraux, tumeurs, etc. : jeûne ou alimentation crue. Intervention du médecin nécessaire.
- Reins, foie, système digestif, tension excessive : rectifier les causes.
- Alimentation trop riche en protides avec fermentations gastro-intestinales. Alcool, drogues, café, tabac et autres toxiques à éliminer.
- Troubles du rachis, notamment les vertèbres cervicales. Voir un chiropraticien ou un ostéopathe.
- Maladies de la femme : voir cette rubrique.

Argile : cou et nuque. Applications tièdes en cataplasmes avec essences de romarin et hamamélis (5 gouttes). 1 ou 2 fois par jour, durée : de 15 à 30 minutes.

Mononucléose infectieuse

Repos au grand air. Rééducation cardio-respiratoire très progressive. Jeûne pendant quelques jours ; reprise d'une alimentation crue pendant 1 ou 2 semaines puis d'une alimentation vitalisante (60/20/20 : voir notre ouvrage *Votre santé par la diététique et l'alimentation saine,* même éditeur).

Autres mesures d'hygiène naturelle : voir *Déminéralisation.*

N

Naevus (grain de beauté)

Ne pas irriter. Si inflammation, libérer (pas de frottement).
Magnésiothérapie indispensable.
Jeûne ou alimentation crue de préférence.
Lotions très douces avec eau magnésiée.
Argile en cataplasmes locaux + chlorure de magnésium (2 grammes) + plasma de Quinton (2 cc).

Nerfs

Voir *Fatigue* et *Dépression*.

Névralgies faciales (du trijumeau)

Jeûne ou alimentation crue, puis alimentation vitalisante (voir *Déminéralisation*). Suppression absolue des toxiques : poisons alimentaires, café, chocolat, tabac, drogues. Détente physique et nerveuse.

Argile en cataplasmes sur les régions douloureuses ainsi que sur la nuque. Une ou deux applications froides par jour. Durée : de 1 à 2 heures.

Névralgies intercostales

Soit arthrite ou rhumatisme ; soit tension excessive au niveau du diaphragme ; soit troubles hépatiques ou cardiaques, etc.

Rectifier les causes. Détendre.

Cataplasmes d'argile sur les régions douloureuses. Y ajouter des essences végétales : thym, hysope, fleur d'oranger (5 gouttes). Une ou deux applications par jour. Durée : de 1 à 2 heures.

O

Obésité

Indépendamment du régime alimentaire, de l'exercice, de la respiration, de la psychothérapie, on a vanté les bains tièdes ou chauds aux algues micronisées — avec adjonction d'un peu d'argile.

Mais, est-ce vraiment l'argile qui intervient ?

Œdème

Diagnostic médical nécessaire. S'agit-il d'une ascite (hydropisie) ? D'une circulation lymphatique défectueuse ? De la sédentarité ? D'une alimentation trop riche en amidons et sucres ? D'un blocage rénal ? D'une faiblesse cardiaque ? etc.

Rectifier les causes en fonction du diagnostic.

Un jeûne sec peut être utile mais sous contrôle du médecin.

Cataplasmes d'argile sur les vertèbres dorsales ou lombaires. L'application peut être tiède ou froide suivant la tolérance, 1 ou 2 par jour. Durée : 1 heure.

Os (maladies des)

Minéralisation défectueuse, tuberculose, effets des radiations ionisantes, etc.

Régime vitalisant (voir *Déminéralisation*). Héliose. Magnésiothérapie.

Argile en cataplasmes + chlorure de magnésium (2 grammes) + plasma de Quinton (2 cc). Deux ou trois applications chaque jour. Durée : 1 ou 2 heures.

Otite

Voir *Catarrhe* et *Inflammation Nez-Gorge-Oreilles*.

Extension à l'oreille moyenne (otite moyenne) puis externe et interne du *Catarrhe* (voir ce mot).

Modifier l'hygiène alimentaire (réduire amidons et sucres, équilibrer l'alimentation...) et générale (exercice physique, héliose, air ionisé négativement, climat sec et chaud, etc.). **Ne pas craindre la fièvre, qui est le remède fondamental.** Si les soins sont défectueux, les troubles peuvent évoluer jusqu'à la mastoïdite et même la méningite. Olfactions, inhalations et vaporisations d'essences végétales naturelles (aiguilles de pin, eucalyptus, etc.).

Derrière et sous les oreilles, cataplasmes d'argile + 2 grammes de chlorure de magnésium + 5 gouttes d'essences végétales (thym, eucalyptus, aiguilles de pin...), une ou deux fois par jour. Le cataplasme chaud ou tiède est préférable.

P

Panaris

Voir *Abcès.*

Paralysie

Impossibilité de mobiliser un muscle ou un groupe musculaire, ou une autre structure, par suite d'une altération de cette structure ou de ses commandes nerveuses.

Si suite de traumatisme (vaccin, médicament, intoxication chimique) : la structure est dégradée définitivement mais une rééducation peut, dans certains cas, susciter la formation de circuits nerveux de compensation ou de suppléance.

Si suite de congestion cérébrale, de maladie d'Alvarez, d'hémiplégie, etc. : jeûne, puis alimentation crue. Voir *Cœur, Circulation.*

Paralysie faciale : jeûne, puis alimentation crue prolongée. Dans tous les cas, abstention totale de toxiques.

Argile : en cataplasmes sur la région affectée. Y ajouter des algues micronisées et des essences vitalisantes (thym, lavande, etc.) : 5 gouttes. Cataplasmes chauds ou froids suivant la préférence, 2 ou 3 fois par jour. Durée : 1/2 heure au moins.

Peau

L'état de la peau est le reflet de l'intérieur du corps — et du mental. Acné, furoncles, peau grise, terne, grasse, sèche, etc., nécessitent une réforme de l'alimentation et de l'hygiène générale. Formule alimentaire : 60/20/20 avec suppression du sucre industriel, du chocolat, du café, du thé, des drogues, du tabac.

Importance de l'air, du soleil (avec prudence), du vent, de la pluie, de la gymnastique faciale.

Prendre garde aux produits « de beauté » de synthèse, même déclarés être « à base de produits naturels ». Préférer un savon à pH acide ou seulement de l'eau tiède, puis de l'eau froide, avec frictions ou massages légers (visage et seins).

Utiliser des essences végétales naturelles déterpénées, non agressives (citron, cannelle, cédrat, fleur d'oranger, cajeput, etc.) dans le masque de beauté (voir *Visage*).

Accorder une attention particulière à la respiration et à l'exercice physique au grand air.

Les intestins doivent être libres (voir *Constipation*).

Si troubles accentués : jeûner puis suivre une alimentation crue pendant plusieurs semaines.

Dans l'**eczéma** et le **psoriasis,** les indications ci-dessus sont valables. On insistera sur la résolution des problèmes psychologiques (relaxation, auto-hypnose, biodynamique de la personne, psychothérapie).

« Les bains tièdes additionnés d'un peu d'argile blanche vitalisent la peau, en la débarrassant des toxiques qui l'irritent ou l'engorgent. » (Professeur Raymond Lautié).

Irritation des fesses des bébés. Saupoudrer à l'argile ou au talc de Venise pur. On peut aussi appliquer un cataplasme (emplâtre) pendant une ou deux heures. En autre temps, lotion avec essences végétales déterpénées (lavande, citron, géranium) : 2 gouttes dans un peu d'eau tiède, 1 ou 2 fois par jour.

Pharyngite

Voir *Catarrhe* et *Inflammation Nez-Gorge-Oreilles.*

Phlegmon

Suppression des farineux et des sucres de trois à quinze jours. Si possible, alimentation crue. Lotions locales avec eau citronnée + chlorure de magnésium (2 grammes).

Application d'un antiphlogistique homéopathique et lotions avec la teinture-mère de Calendula.

Chaque jour, un ou deux cataplasmes locaux tièdes : argile + 2 gouttes d'essence de lavande ou de thym + 2 grammes de chlorure de magnésium. Durée : 1 heure.

Piqûres d'insectes

Si elles sont graves : appeler le médecin.

Dans les cas courants : application d'eau + chlorure de magnésium + essences végétales (citronnelle, lavande, lavandin...). On peut y ajouter un peu d'argile.

Plaie

S'infecte moins si l'on supprime momentanément les farineux et sucres.

Voir *Phlegmon* et *Ulcère variqueux.*

Pleurésie

Le médecin est indispensable.

Repos. Alimentation crue ou très légère. Température de la pièce : 25° ; humidifier l'atmosphère à 85-95°. Air ionisé négativement. Essences végétales en vaporisation (thym, hysope). Laisser agir la fièvre, sauf cas exceptionnels.

Argile en applications tièdes sur la région de l'inflammation, avec essences végétales : thym, hysope — 5 gouttes par cataplasme. Durée 1 heure. 2 ou 3 fois par jour.

La magnésiothérapie intervient souvent utilement.

Poliomyélite

On connaît l'importance des travaux du docteur Neveu, des professeurs Delbet et Lautié sur la **magnésiothérapie** appliquée dans cette affection. Agir sans tarder, sous la conduite du médecin : jeûne total pendant plusieurs jours ou plusieurs semaines, puis régime cru et alimentation vitalisante (voir *Déminéralisation*).

Rééducation fonctionnelle souvent nécessaire.

Bains chauds : 1 chaque jour, durée : 1 heure, avec argile (4 ou 5 cuillerées à soupe) + algues micronisées + chlorure de magnésium, 5 grammes, à faire suivre d'une ablution froide.

Une ou deux fois par jour : **friction** vigoureuse de la colonne vertébrale avec essences végétales vitalisantes : thym, hysope, citron, etc.

Prostatite

Alimentation crue ou jeûne si possible pendant une ou plusieurs semaines. Magnésiothérapie nécessaire.

Prendre chaque jour une cuillerée à soupe de graines de courge, à mastiquer.

Supprimer tous les excitants (alimentaires et psychologiques) et toxiques : tabac, café, alcool, etc.

Chaque jour : **bain de siège froid :** 2 à 3 minutes, avec 2 grammes de chlorure de magnésium et 5 gouttes d'essences végétales (hamamélis, fleur d'oranger, romarin). Application quotidienne d'argile froide au-dessus du pubis et sur les vertèbres lombo-sacrées, avec 2 gouttes d'essences végétales comme ci-dessus. Durée : 1 heure.

Psoriasis

Voir *Peau*.

R

Rachitisme

Voir *Déminéralisation*.

Rhinite

Voir *Catarrhe, Inflammation Nez-Gorge-Oreilles*.

Rhumatisme articulaire aigu

Voir *Arthrite*.

D'une manière générale, alimentation aussi légère et vivante (crue) que possible. La fièvre et l'inflammation sont des moyens naturels de guérison ; les favoriser avec des compresses chaudes, notamment. Même si l'on observe arythmie cardiaque ou « souffle au cœur », les soins naturels permettent le plus souvent une remise en ordre générale. Spécialement si une angine y est associée : gargarismes et bains de bouche avec 2 gouttes d'essences végétales (badiane, thym, anis, cannelle, girofle, menthe, etc.) ; à pratiquer 2 ou 3 fois par jour.

Bains chauds avec argile + 2 grammes de chlorure de magnésium + 5 gouttes d'essences végétales, comme ci-avant. Durée : 30 minutes ; une fois par jour. Localement : **cataplasmes**

d'argile chauds, avec 1 ail pilé ou 10 gouttes d'essences, comme ci-dessus. Garder 1 heure. Il est probable que des phlyctènes (poches d'exsudats) apparaîtront ; cesser alors les cataplasmes pendant 1 ou 2 jours.

Rhumatisme articulaire chronique

Des soins naturels permettent souvent le retour à la phase aiguë et à l'autoguérison. Mêmes soins généraux que pour le rhumatisme articulaire aigu.

Rhume de cerveau

Comme tout *Catarrhe,* se soigne par le jeûne avec repos, chaleur, essences végétales en vaporisations, olfactions, inhalations (eau à 65° maximum). Se prévient par une hygiène vitalisante et une alimentation vivante.

Bains chauds avec essences végétales (voir *Catarrhe*). Laisser faire la fièvre.

Bains de bouche et gargarismes, matin et soir, avec essences végétales (aiguilles de pin, eucalyptus...) : 2 gouttes + 1 gramme de chlorure de magnésium. Bains de bras et d'avant-bras chauds avec 1 cuill. à soupe d'argile et 5 gouttes d'essences comme ci-dessus, chaque jour si possible. Durée : 15 minutes.

Rhume des foins

Comme *Asthme, Catarrhe, Rhume de cerveau, Inflammation Nez-Gorge-Oreilles.* Importance d'une alimentation légère, sans excès d'aliments farineux et sucrés ; de la rééducation cardio-pulmonaire et de la relaxation, avec exercice physique au grand air.

Essences végétales et **applications d'argile** : voir *Rhume de cerveau.* Ne pas craindre la fièvre, qui assure souvent une guérison rapide au cours des soins naturels, à la faveur d'une crise aiguë de désintoxication.

Rides

Voir *Peau* et *Visage.*

Masque avec argile + infusion de vigne rouge ou 2 gouttes d'essences déterpénées d'hamamélis, géranium, fleur d'oranger, citron.

Rougeole - Rubéole

Jeûne, chaleur, calme, confiance dans les processus d'auto-guérison. Vaporisations d'essences végétales naturelles (aiguilles de pin, eucalyptus...).

L'argile est inutile, sauf en saupoudrage sur les zones irritées afin de réduire les démangeaisons.

S

Sciatique

Voir *Rhumatisme articulaire aigu.*

Consulter un ostéopathe ou un chiropraticien, car bien des sciatiques sont dues à une subluxation au niveau lombaire.

Frictions de la colonne vertébrale avec essences végétales (thym, serpolet...).

Ponçage des points de Knap.

L'argile peut être utile en cataplasmes auxquels on ajoute 1 ail pilé ou de l'essence de thym ou d'hysope (10 gouttes). Garder 1 heure au moins. Si des phlyctènes (poches d'exsudats) apparaissent, cesser les cataplasmes pendant 1 ou 2 jours.

Sein

Voir *Cancer.*

Les seins sont en relation avec les organes génitaux. Ils subissent souvent les effets d'une longue intoxication, d'un déséquilibre hormonal ou de chocs. Circonstances aggravantes : l'alimentation déséquilibrée et toxique, l'insuffisance d'élimination (attention aux déodorants chimiques !).

Adopter une vie très saine, sans toxiques alimentaires, sans tabac ni alcool ni drogues. Attention aux contraceptifs hormonaux !

Jeûne, régime cru (travaux du docteur Nolfi). Repos, détente, grand air. Sous contrôle du médecin : cataplasmes bi-quotidiens (deux heures chaque fois) avec argile + chlorure de magnésium.

Pour la santé habituelle du sein, *« les emplâtres d'argile donnent de la vigueur et de l'éclat aux seins et les désengorgent »,* (professeur Lautié).

On peut ajouter à ces emplâtres des essences végétales naturelles telles que thym, romarin, hamamélis, etc., selon l'avis médical : 1 ou 2 gouttes. Durée : 1 heure ; une fois par jour au début ; 3 fois par semaine ensuite.

Sinusite

Voir *Catarrhe,* et *Inflammation Nez-Gorge-Oreilles.*

Assurer une bonne respiration nasale. S'il y a lieu, recourir aux cornets Inhal-à-Fond. Olfaction d'essences végétales (eucalyptus, menthe, aiguilles de pin, citronnelle, lavande et lavandin, etc.). L'inhalation comporte de l'eau dont la température ne doit pas dépasser 65° (ne pas brûler la muqueuse nasale) ; 1 goutte d'essences suffit. Alimentation très légère. Magnésiothérapie. Ponçage des points de Knap de la face et du tour des oreilles.

Argile en applications froides sur la nuque : 1/4 d'heure chaque jour. Si le réchauffement de la région n'intervient pas dans les 5 minutes, cesser l'application et faire un enveloppement du cou avec une compresse chaude.

Spasmes gastro-intestinaux

Tension nerveuse, médicaments, fermentation ou putréfaction des aliments, problèmes hépatiques, subluxation vertébrale, etc.

Alimentation très légère, suppression du café, du tabac, de l'alcool et des médicaments toxiques.

Consulter un chiropraticien, si la colonne vertébrale est défectueuse au niveau des cervicales ou des dorsales. L'acupressure ou la technique des points de Knap sont souvent très utiles.

Infusions de clous de girofle, camomille, anis étoilé, romarin.

Cataplasmes froids d'argile avec essences de thym ou de romarin (2 gouttes), au creux épigastrique et sur les vertèbres dorsales : une application par jour pendant la période de crise. Durée : 2 heures. En profiter pour pratiquer la relaxation psychosomatique.

Stomatite

Voir *Bouche*.

T

Thrombose

Voir *Cœur, Circulation.*

Ne pas oublier que les aliments crus (légumes verts et fruits, notamment) sont des anticoagulants naturels. Se méfier de l'excès de médicaments anticoagulants qui peuvent avoir des effets secondaires défavorables à la qualité du sang.

Jeûne, puis régime cru (docteur Nolfi). Après quelques semaines, reprise progressive d'une alimentation légère, sans excès de farineux, sans sucre blanc. Importance de la vitamine E et du chlorure de magnésium. Abstention rigoureuse de tabac et d'alcool.

Culture physique au grand air. Respiration diaphragmatique. La rééducation cardio-pulmonaire s'impose.

Frictions du thorax et de la colonne vertébrale avec des essences végétales naturelles : hamamélis, romarin, notamment.

Infusions : aubépine, olivier, romarin.

Cataplasmes d'argile avec chlorure de magnésium (2 grammes) et essences végétales (5 gouttes) comme ci-dessus, sur la région affectée. Ces cataplasmes sont chauds ou froids selon l'avis médical. Durée : 1 ou 2 heures.

Thyroïde

Hypo- ou hyperthyroïdie. Sont à revoir l'alimentation, le mode de vie, l'équilibre alimentaire et psychologique.

Les aliments doivent être riches en principes vitalisants, en oligo-éléments, en vitamines et en protides. Appliquer le régime 60/20/20. Blé germé, pollen, levure alimentaire sèche.

Autour du cou, *cataplasmes d'argile chaque jour*. Y ajouter des algues micronisées + 2 grammes de chlorure de magnésium + 2 gouttes d'essences végétales (lavande, romarin, etc.). Durée : 1 heure au moins.

Une ou deux fois par jour, effleurage du cou avec essences végétales ci-dessus.

Toux

Voir *Catarrhe, Inflammation Nez-Gorge-Oreilles*.

Ne pas arrêter la toux par des toxiques.

Eventuellement : infusions légères (tussilage, bourgeons de pin...).

Inhalations d'essences végétales dans de l'eau à 65° maximum (aiguilles de pin, eucalyptus...).

Olfactions et pulvérisations de ces essences.

Laisser intervenir la fièvre et les expectorations, qui seront vite abondantes au cours de la désintoxication. Le professeur Lautié conseille vivement la magnésiothérapie dans ce cas.

Chaque jour, 2 ou 3 gargarismes et bains de bouche avec eau froide ou tiède et essences végétales naturelles (anis, badiane, menthe, girofle, benjoin, etc.) : 2 gouttes.

Chaque jour : 2 cataplasmes tièdes avec essences végétales naturelles ci-dessus, sur le thorax (devant ou derrière). Certains y ajoutent un peu de farine de lin et de moutarde pour obtenir une application révulsive. Durée : 1 ou 2 heures.

Transpiration excessive

Réduire les aliments farineux, sucrés et gras. Supprimer l'alcool, le café, le chocolat et le tabac.

Contrôler aussi l'émotivité. Relaxation psychosomatique nécessaire. Les résultats sont généralement très rapides.

Argile : applications froides sur le creux épigastrique, le soir au coucher. Y ajouter 2 gouttes d'essence de romarin. Durée : 1 heure. Localement, sur la paume des mains ou sous la plante des pieds, applications d'essence de cyprès. Bains de pieds tièdes avec argile et quelques gouttes d'essence de cyprès.

Tuberculose pulmonaire

Sous la conduite du médecin compétent en méthodes naturelles. Jeûne total plus ou moins prolongé, réalimentation progressive sans excès d'hydrates de carbone. Il est généralement admis que le jeûne ne doit pas intervenir dans la tuberculose évolutive ; pourtant, nous connaissons de tels cas qui en ont bénéficié. La prudence est toutefois de règle.

Nourriture très saine, légère, vitalisante (docteur Nolfi). Régime indiqué à la rubrique *Déminéralisation*.

Repos, relaxation psychosomatique, confiance.

Des crises de désintoxication, avec fièvre et hémoptysies, peuvent survenir au cours du processus de rétablissement ; elles sont nécessaires et accélèrent le processus de guérison.

Essences végétales en vaporisations dans la chambre du patient : notamment eucalyptus, menthe, citron, aiguilles de pin.

Argile : à l'initiative du médecin traitant (applications tièdes, au début). Si *hémoptysie :* refroidir le thorax, réchauffer les extrémités pour dériver le sang vers les parties éloignées des poumons. Garder le calme.

Tuberculose des os (Mal de Pott)

Voir *Os* et *Tuberculose*.

Argile : en cataplasmes froids sur la région affectée. Y ajouter 5 grammes de chlorure de magnésium + du plasma de Quinton. Une application quotidienne. Durée : 2 heures.

U

Ulcère gastrique et duodénal

Dans la majorité des cas, l'ulcéreux se rétablit rapidement grâce aux méthodes naturelles. Petit jeûne puis alimentation atoxique, non irritante : légumes verts, carotte, betterave rouge, pomme biologique bien mûre, fromage blanc, œuf cuit mollet, pain bis à 70-75 % au début, pâtes blanches, riz semi-complet.

Repos allongé après le repas. Relaxation psychosomatique (des problèmes psychologiques sont fréquemment à résoudre).

Grand air. Rééducation respiratoire diaphragmatique progressive.

Infusions très légères de clous de girofle, de camomille ou de romarin. L'état de la colonne vertébrale est peut-être en cause : voir un ostéopathe ou un chiropraticien.

Une ou deux fois par jour : **frictions de la colonne vertébrale** avec essences végétales naturelles, lavande, citron, cédrat...

Le ponçage des points de Knap, notamment au niveau des dorsales et du creux épigastrique, est très utile.

Nous conseillons peu l'argile par voie interne dans ce cas.

Appliquer des cataplasmes d'argile sur le creux épigastrique. Ces cataplasmes seront froids ou tièdes, selon la tolérance. Durée : 1 heure.

Chaque jour au début, puis tous les 2 ou 3 jours, bains tièdes avec algues micronisées et 5 gouttes d'essences végétales, comme ci-dessus.

Si perforation de l'estomac avec crachements de sang : refroidir le thorax et l'abdomen et réchauffer les extrémités afin de dériver le sang loin de l'estomac. Garder le calme.

Ulcère variqueux

Voir *Circulation, Cœur, Varices.*

Jeûne total, puis alimentation crue (docteur Nolfi).

Repos fréquent en position déclive, thorax plus bas que jambes. Marche souple, progressivement plus longue, alternant avec la relaxation. Respiration diaphragmatique. Rééducation cardio-respiratoire. Drainage lymphatique.

Localement : lotions avec eau + 1 gramme de chlorure de magnésium + jus de citron + 2 gouttes d'essences végétales (lavande, lavandin, hamamélis, niaouli, géranium...) pour nettoyage et désinfection, en alternance avec lotions à la teinture-mère de Calendula (2 ou 3 gouttes dans de l'eau bouillie et tiédie).

Les deux ou trois premiers jours, **cataplasmes d'argile** avec quelques gouttes d'huile de foie de morue ou de flétan (1 ou 2 par jour), froids ou tièdes, à enlever après 1 ou 2 heures, puis lotions ci-dessus.

Cependant, ces cataplasmes d'argile sont souvent douloureux et le professeur Lautié les déconseille. On peut les remplacer par des cataplasmes de pomme de terre crue râpée ou de carotte crue râpée, ou par une application de feuilles de chou triturées, ou encore appliquer un mélange d'argile, de carotte et de pomme de terre crue râpée (en volume : 1/3 de chaque). A garder 1 ou 2 heures, 1 ou 2 fois par jour.

Dans tous les cas, envelopper le cataplasme d'une gaze ou de mousseline. Après quelques jours, se contenter des lotions et recouvrir en autre temps l'ulcère d'une gaze légère non serrée afin de le protéger des poussières mais aussi de le laisser « respirer ».

Cesser impérativement tabac, alcool, drogues, qui compromettent sûrement le rétablissement.

V

Varices

Tempérament lymphatique, alimentation trop riche en hydrates de carbone, graisses, viandes grasses, tabac, alcool, station debout prolongée, etc. Elles apparaissent plus intensément au cours de la grossesse et sont favorisées par une exposition trop prolongée au soleil.

Indépendamment des mesures générales (voir *Circulation, Cœur, Ulcère variqueux*) :

— Infusions de vigne rouge ou d'aubépine .

— Bains de siège (l'eau doit être très froide). Y ajouter un peu d'argile et des essences végétales : hamamélis, marjolaine, lavande, cyprès, etc. (2 gouttes). Durée : 5 minutes. 1 bain par jour.

Varicelle

Voir *Rougeole, Rubéole.*

Variole

Gandhi a écrit que les applications régulières d'argile sur le visage, tout au long de la maladie, préviennent l'altération de la peau et la formation des « cratères ».

Végétations adénoïdes

Voir *Amygdalite*.

Verrues

Souvent, il y a carence nutritionnelle et magnésienne.

Influence considérable du psychisme : tempérament nerveux, inquiet. Importance de la psychothérapie. Beaucoup de verrues se résorbent spontanément par la suggestion.

Adopter une nourriture vitalisante (voir *Déminéralisation*). Importance toute particulière de la magnésiothérapie.

Localement, **cataplasmes d'argile** avec quelques grains de chlorure de magnésium. Durée : 1 ou 2 heures. 1 ou 2 applications quotidiennes.

Visage

Voir *Peau*.

Se méfier des crèmes et fards presque toujours additionnés de substances chimiques, même quand ils sont dits « à base de produits naturels ».

Le visage reflète aussi les préoccupations, l'angoisse... ou la joie, la bonté, l'agressivité, etc.

Relaxation psychosomatique et gymnastique du visage.

Masque d'argile avec 2 gouttes d'essences végétales : hamamélis, rose, lavande, géranium (essences déterpénées). Durée : 1 ou 2 heures.

Il y a souvent intérêt à remplacer le savon par un nettoyage léger à l'eau tiède, suivie d'eau froide.

Voix

Sa qualité dépend de l'état nerveux, du malmenage vocal mais aussi de certains troubles de croissance, hormonaux en particulier. La nourriture excessive, irritante, avec tabac et alcool, altère la voix. Des problèmes de catarrhe sont souvent aussi impliqués.

Soins naturels : voir *Catarrhe* et *Inflammation Nez-Gorge-Oreilles.*

Supprimer tabac, alcool et drogues.

Eviter une alimentation trop riche en hydrates de carbone (farineux et sucres).

Eventuellement, rééduquer la voix (méthode mobilisant les muscles essentiels de la langue et du larynx). La gymnastique régulière du cou est importante. Elle permet une meilleure circulation du sang dans les structures respiratoires.

De temps à autre, olfaction et inhalation (eau à 65° maximum) d'essences végétales (eucalyptus, aiguilles de pin, thym...).

Argile : chaque jour, un cataplasme tiède ou froid (de quelques minutes) autour de la gorge — avec essences végétales : aiguilles de pin, eucalyptus, thym (2 gouttes). Garder 1 ou 2 heures. Si le réchauffement du cataplasme froid n'intervient pas dans les 5 minutes, le remplacer par un cataplasme tiède.

Y-Z

Yeux

Nous déconseillons l'application d'argile sur les paupières.

Zona

Jeûner totalement pendant trois jours au moins, puis adopter une alimentation crue (vitalisante) pendant deux semaines. Repos total tant que durent les symptômes et la douleur.

Sur les vésicules, saupoudrer de l'*argile* très fine. Si la douleur est vive, appliquer localement un ou deux cataplasmes d'argile froide, chaque jour ; durée : 2 heures.

Si l'éruption s'accompagne d'adénopathies satellites, appliquer sur les ganglions gonflés un cataplasme d'argile froide additionnée de 2 grammes de chlorure de magnésium. Deux applications quotidiennes. Durée : 2 heures.

TROISIÈME PARTIE

Annexe

L'argile et la santé des animaux

Un lait d'argile très allégé peut être donné régulièrement en boisson au chien et aux autres animaux. Les propriétés désinfectantes de l'argile favorisent leur santé intestinale et générale.

A ce lait d'argile, peut être ajouté un peu de chlorure de magnésium, selon le professeur Lautié — ce qui accroît l'immunité naturelle.

Certains préconisent l'enveloppement d'argile en cas de fièvre, chez l'animal. Nous estimons plus sûr de se borner alors à l'administration du lait d'argile avec une dose renforcée de chlorure de magnésium et en supprimant toute autre nourriture pendant un ou plusieurs jours. On peut ajouter le jus de certains légumes (persil, par exemple) et même des essences végétales naturelles. Garder l'animal dans un abri tiède.

Nous avons vu un chien se rétablir spontanément en une dizaine de jours, d'une gourme tuberculeuse, grâce à un jeûne hydrique.

Sur les plaies : cataplasme d'argile imprégné de quelques gouttes de teinture-mère de Calendula ou d'essence de serpolet, de lavande ou lavandin.

Si l'on possède un jardin, il serait bon de mettre à la disposition des animaux domestiques un bac contenant de l'argile mouillée — fréquemment lavée — qu'ils puissent utiliser suivant leur instinct.

Les animaux choisissent-ils l'argile d'instinct ?

Plusieurs auteurs ont fait état de l'attirance que les animaux sauvages et domestiques éprouveraient instinctivement pour les eaux et les limons argileux. Des bêtes blessées ont, en effet, été observées plongeant dans de la boue argileuse une patte endommagée, ou se roulant dans cette boue avec des signes de satisfaction.

Les faits ne peuvent être contestés. Pourtant, l'objectivité scientifique nous conduit à garder une attitude de doute. En effet, ce que l'animal recherche, c'est peut-être avant tout la fraîcheur de l'eau. L'expérience montre que les douleurs d'une fracture ou d'une luxation se réduisent au cours d'une application froide.

Que les animaux préfèrent l'eau argileuse à l'eau vaseuse noire tient peut-être au fait que l'argile purifie dans une certaine mesure une eau qui, dès lors, présente une odeur moins désagréable.

Ces quelques réflexions montrent quelle prudence est nécessaire dans l'étude des phénomènes bio-psychologiques. Ne nous laissons pas trop emporter par notre imagination anthropomorphique. Il peut être déraisonnable de croire sans contrôle aux affirmations des uns et des autres.

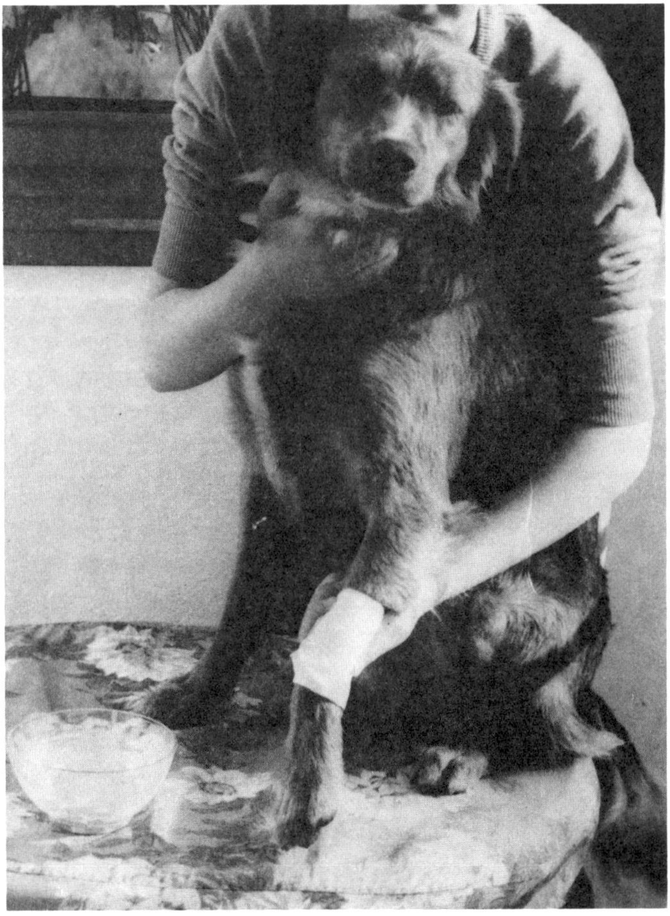

Un exemple d'application d'argile pour l'animal

Autres usages de l'argile

Bien que l'évolution technologique générale ait donné la priorité aux produits « scientifiques » (détergents, hormones de synthèse, pesticides...), l'argile est précieuse par son innocuité pour les plantes, les animaux et les humains.

1. A la maison

— **Désinfection d'objets malodorants** (vases des alités, récipients qui ont contenu des substances nauséabondes) : nettoyer d'abord à l'eau savonneuse, rincer, puis y laisser séjourner de l'eau très argileuse pendant 1 ou 2 semaines. (S'il y a eu préalablement stockage de toxiques dangereux dans le récipient, ne pas l'utiliser pour des usages alimentaires).

— **Désodorisation du linge.** Après lavage au savon et rinçage, laisser tremper le linge dans du « lait d'argile » (eau dans laquelle de l'argile a reposé, à la suite de quoi le dépôt a été éliminé).

— **Nettoyage des mains et des pieds.** Au savon noir ou au savon mou, mélanger un peu d'argile très fine. Les parties peu sensibles du corps peuvent être débarrassées plus facilement de leur crasse par ce mélange légèrement abrasif.

— **Désinfection de l'eau de boisson.** Selon le professeur Lautié, *« lorsque l'eau de boisson paraît douteuse, on peut l'agiter en présence d'argile puis laisser reposer longuement le tout. Après une délicate décantation, on dispose d'un breuvage débarrassé de bactéries. Son augmentation de salinité — bien remarquer qu'on n'a pas affaire à un lait d'argile — n'est pas désagréable au goût ni dangereuse pour la santé »*.

Le professeur Lautié a conseillé l'adjonction de certaines essences végétales pour renforcer l'effet de l'argile, l'essence de lavande notamment.

2. Au jardin

L'argile, grâce à son imperméabilité et à son pouvoir bactéricide, peut être utilisée avec avantage pour obtenir la *cicatrisation des « plaies »* des arbres et arbustes et leur protection contre les moisissures.

En faire un cataplasme (eau + argile) consistant, à appliquer avec soin en obstruant tous les interstices par lesquels les insectes et champignons pourraient s'infiltrer.

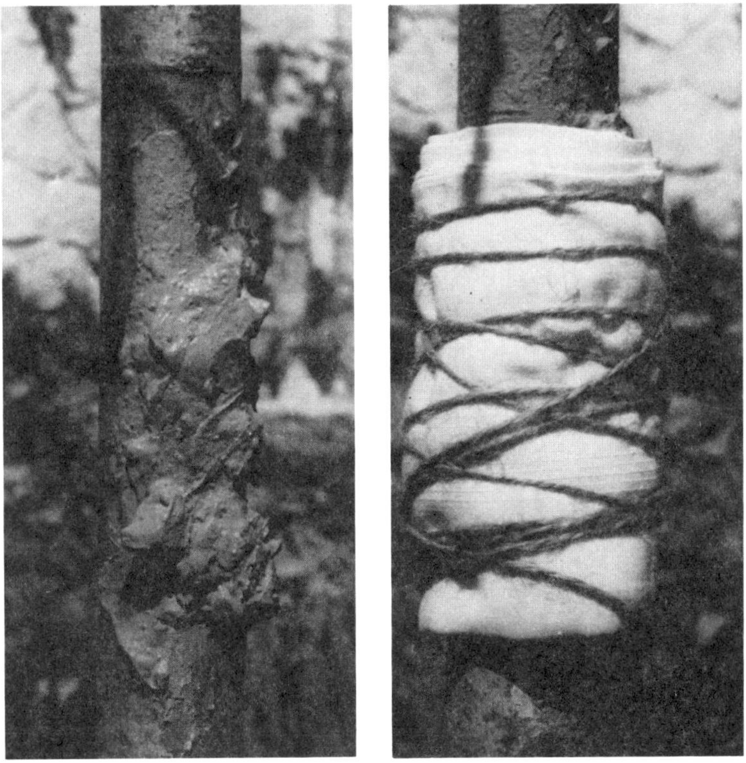

Pour l'arbre : application d'argile verte sur une « plaie » préalablement bien nettoyée, puis...
... tissu (ou toile) soigneusement fixé (sans serrer excessivement) avec ficelle végétale

Pour aller plus loin...

L'*argile* doit être intégrée, pour être active et efficace *sans danger,* dans un ensemble de « facteurs naturels de santé ».

En effet, les applications d'argile déclenchent souvent une série de réactions physico-chimiques se traduisant par des éliminations accrues et une sorte de bouleversement interne, prélude aux remises en ordre accomplies spontanément par l'organisme.

L'utilisation de l'argile dans un contexte pathogène pourrait conduire à une aggravation des troubles.

C'est pourquoi nous vous avons présenté, dans le cours de cet ouvrage, un dictionnaire des applications naturopathiques générales englobant l'argile. Ces mesures sont à mettre en œuvre en synthèse.

Nous vous invitons donc, ami lecteur, à approfondir et préciser vos connaissances dans le champ des méthodes naturelles de santé et de rétablissement. Voici des suggestions pour votre perfectionnement.

1. — **D'abord, comprendre.** Pour vous aider à établir le diagnostic de votre personnalité, l'étude de votre écriture et de votre morphologie vous sera d'une utilité essentielle. Notre livre

intitulé *Qui ?* vous permettra de mieux vous connaître et de mieux connaître les autres, notamment ceux que vous aurez à conseiller.

2. — **Vous nourrir sainement.** Vous trouverez dans notre ouvrage *Votre santé par la diététique et l'alimentation saine* les données de base et les applications pratiques à tous les âges et dans les différentes situations de la vie, avec des menus-types pour chaque saison et de nombreuses recettes variées, agréables et même succulentes. Ainsi, vous n'en serez pas réduit à un « régime » austère et débilitant. Au contraire, vous constaterez qu'il est possible d'allier une saine gastronomie à une nourriture vitalisante.

3. — **Les enfants** requièrent une attention particulière, et nous vous présentons un ouvrage complet sur la vie physique, affective et intellectuelle des jeunes, jusqu'à l'adolescence : *L'Enfant ; guide pratique pour les parents et éducateurs.*

4. — Dans nombre de troubles organiques, **le jeûne** s'avère bien souvent une thérapeutique remarquable, par la purification totale de l'organisme qu'il opère. Il peut agir par lui-même ou en complément d'une autre thérapeutique naturelle et, à cette fin, nous vous conseillons vivement l'ouvrage d'Alain Saury : *Régénération par le jeûne,* qui vous fera découvrir les lois de la vraie vie et de la nutrition.

Bibliographie

J. de Sillé : *Des plantes pour vous guérir,* (Éditions Dangles).
Professeur Raymond Lautié : *Magnésiothérapie,* (Éditions Vie et Action).
Professeur Raymond Lautié : *Soyez belle, vraiment* - Formules d'Hygiène et Beauté, (Éditions Vie et Action).
Docteur Valnet : *Aromathérapie* (Éditions Maloine).
Docteur Claude Binet : *Thérapeutique homéopathique,* (Éditions Dangles).
Docteur René Lacroix : *Savoir respirer pour mieux vivre,* (Éditions Dangles).
Alain Saury : *Régénération par le jeûne,* (Éditions Dangles).
Guy Roulier : *Les Huiles essentielles pour votre santé* (Éditions Dangles).

Table des matières

Deuxième partie :

DICTIONNAIRE DES APPLICATIONS DE L'ARGILE ET DES TRAITEMENTS NATURELS

CLERC S.A. - 18200 Saint-Amand
Dépôt légal Editeur n° 1869 - Juin 1993 - Imprimeur n° 4450

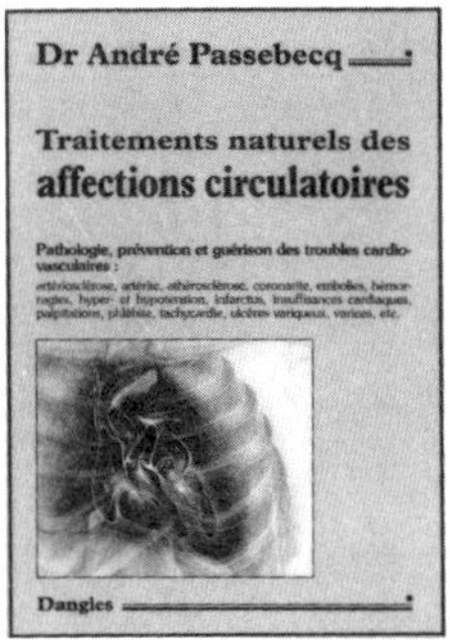

Dans la même collection :

Docteur André PASSEBECQ :

TRAITEMENTS NATURELS DES AFFECTIONS CIRCULATOIRES.

Pathologie, prévention et guérison des troubles cardio-vasculaires.

Format 15 x 21 ; 192 pages ; illustré.

Dans nos pays économiquement avancés, **30 à 40 % des décès sont dus à des maladies du cœur et des vaisseaux ;** l'artériosclérose cause 49 % de ces décès, et les « attaques » (lésions vasculaires affectant le système nerveux central) 26 %. De plus en plus de jeunes en sont victimes.

Dans ce domaine – comme dans la majorité de ceux qu'elle a monopolisé – la médecine « chimique » a fait preuve de sa très relative efficacité, en dépit des énormes moyens matériels et financiers mis en œuvre. Une « diminution des symptômes » est tant bien que mal obtenue, au prix d'une iatrogénie excessive causant des complications sournoises et redoutables. Il s'agit bien d'un **péril vasculaire** pour l'individu comme pour la société.

En fait, **la santé peut être assurée, sauvegardée et restaurée par des moyens simples et peu coûteux dans la majorité des situations.** C'est ce que souhaite vous montrer ce livre de psychosomatique naturelle : la plupart des souffrants, devenus angoissés du fait de leur étiquette « cardiaque » peuvent retrouver une vie normale – ou presque – et même parfois accéder à un niveau général de santé qu'ils n'avaient pas connu depuis longtemps.

Cet ouvrage pratique comporte deux parties :

– Les **causes générales des troubles cardio-vasculaires** ainsi que les **facteurs naturels** à mettre en œuvre en vue de leur prévention et du rétablissement.

– Pour chaque trouble examiné, les **causes précises** et les **soins d'hygiène vitale** à individualiser : alimentation, jeûne, exercice physique, facteurs psychologiques, phyto-aromathérapie, etc.

Il ne s'agit pas de « petits moyens », mais bien d'une **conception nouvelle, originale et globale de l'individu,** s'appuyant sur des données scientifiques méthodes admises jusqu'à présent comme des dogmes.

EXTRAIT DE LA TABLE DES MATIÈRES :

1re partie : **Les troubles circulatoires et les thérapeutiques naturelles.**

Éléments d'anatomie et de physiologie - Causes générales des troubles cardio-circulatoires - Nocivité des médicaments et des pratiques médicales - Soins d'hygiène naturelle - L'alimentation de santé - Le jeûne - Aliments conseillés et déconseillés - Soins pour les capillaires (respiration, exercices, hydrothérapie) - Les vitamines - Magnésium, luzerne et ail - Tabac, café et alcool - Le cholestérol, faux problème - Le cardiaque et le jeûne - Le sel de table - La consommation d'eau - Traitements d'hygiène naturelle : exercices, repos, hygiène de la peau, algues micro-éclatées, bains, vêtements, correction des anomalies vertébrales, massage, rééducation cardio-pulmonaire... - Aspects psychosomatiques des troubles cardio-vasculaires, etc.

2e partie : **Index thérapeutique de 35 affections circulatoires.**

Dans la même collection :

Docteur André PASSEBECQ :

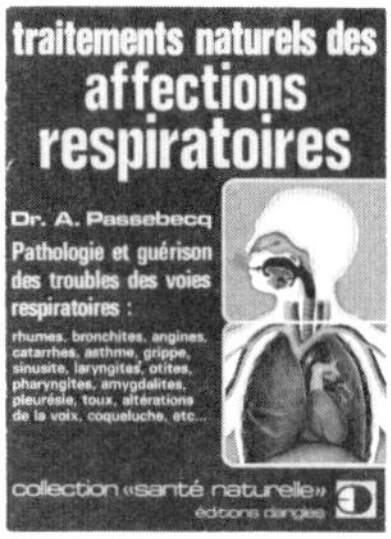

TRAITEMENTS NATURELS DES AFFECTIONS RESPIRATOIRES.

Rhumes, bronchites, angines, catarrhes, asthme, grippe, sinusite, laryngites, otites, pharyngites, amygdalites, pleurésie, toux, altérations de la voix, etc.

160 pages ; illustré.

Les maladies de la gorge et des poumons – avec leurs prolongements au niveau du nez, des oreilles et des yeux – sont malheureusement de plus en plus répandues de nos jours, tant parmi les jeunes que les adultes. Ces affections débutent souvent dès la petite enfance, et prennent rapidement une forme chronique, jusqu'au stade de la dégénérescence.
Pour pallier ces troubles de santé, d'innombrables remèdes et appareils ont été proposés. Après une amélioration transitoire, des complications plus ou moins graves interviennent généralement, altérant parfois fortement l'état organique du patient.
Quant aux méthodes naturelles de santé, elles proposent des solutions alternatives qui ont fait leurs preuves et sont exemptes de nocivité. Cet ouvrage pratique vous les expose d'une manière précise, d'abord en synthèse (2e partie) puis de manière détaillée à propos de chaque trouble considéré isolément (3e partie).

EXTRAIT DE LA TABLE DES MATIÈRES :

1re partie : Définition et causes des troubles respiratoires (pathologie, anatomie et physiologie).

2e partie : Hygiène, méthodes naturelles de santé, gymnastique de vitalisation générale, alimentation (jeûne, désintoxication, vitamine C,...).

3e partie : Dictionnaire des maladies et de leurs traitements naturels.

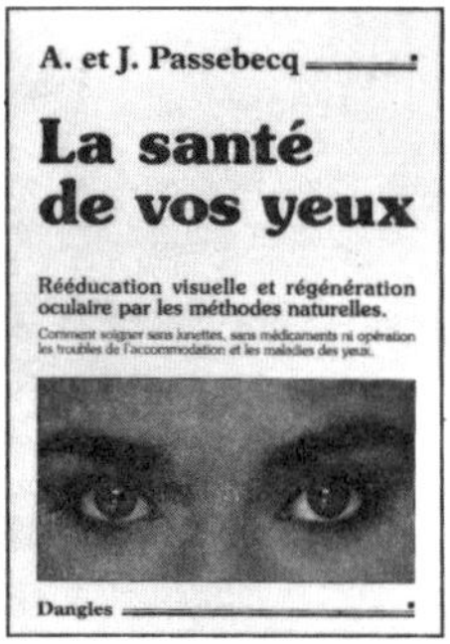

Dans la même collection :

André et Jeanine PASSEBECQ :

LA SANTÉ DE VOS YEUX.

Rééducation visuelle et régénération oculaire par les méthodes naturelles.

Format 15 x 21 ; 176 pages ; illustré.

Les troubles de la vue et les maladies des yeux sont de plus en plus fréquents et durables malgré l'importance croissante des moyens médicaux et chirurgicaux mis en œuvre. Ce livre s'adresse donc à tous ceux qui connaissent de tels problèmes ou souhaitent les éviter :

– **Troubles de l'accommodation :** astigmatisme, hypermétropie, myopie, presbytie, strabisme, etc. ;

– **Maladies des yeux :** conjonctivite, blépharite, cataracte, glaucome, iritis, rétinite, névrite optique, kératite, taches toxiques, atrophies du nerf optique, etc.

Les lunettes ne résolvent pas en profondeur le problème des troubles de l'accommodation qu'au contraire elles encouragent, conduisant ainsi à une aggravation progressive par accoutumance. La méthode de gymnastique des yeux ici présentée, dérivée des travaux du docteur Bates (U.S.A.) – dont les auteurs ont été les élèves directs – permet une rééducation oculaire efficace, aux effets profonds et durables.

Les maladies des yeux sont ici traitées par les méthodes naturelles : alimentation, régime hygiéniste, désintoxication, hygiène générale et mentale, gymnastique et exercices oculaires, etc. qui rendront d'immenses services dans la plupart des troubles affectant les organes de la vue, même dans des situations réputées incurables.

Les problèmes des accidents d'urgence (brûlures, coups, corps étrangers...), ceux de la santé des yeux de vos enfants et des personnes âgées sont également abordés d'une manière pratique.

La conception humaniste, large et synthétique de ce guide permet d'affirmer qu'il est actuellement sans équivalent en langue française. Trente années d'expérience y sont synthétisées.

EXTRAIT DE LA TABLE DES MATIÈRES :

Chap. I : **L'œil et ses fonctions** - Anatomie et physiologie de l'œil - Les yeux, miroirs de la santé...

1re partie : **Troubles et maladies des yeux.**
Chap. II : Causes des troubles et maladies des yeux.
Chap. III : Dangers des opérations chirurgicales et des lunettes.
Chap. IV : L'accommodation et ses troubles.
Chap. V : Les maladies des yeux et leurs remèdes.
Chap. VI : Accidents et soins d'urgence.
Chap. VII : Les crises de désintoxication.

2e partie : **Les soins hygiénistes.**
Chap. VIII : L'alimentation.
Chap. IX : Hygiène générale.
Chap X. : Gymnastique générale.
Chap XI : Gymnastique des yeux.
Chap. XII : Exercices pour les yeux.
Chap. XIII : Les yeux de vos enfants.

Carte-test.
Annexes : Beauté et santé des yeux - Les yeux des personnes âgées - Votre programme hebdomadaire...

Dans la même collection :

Docteur André PASSEBECQ :

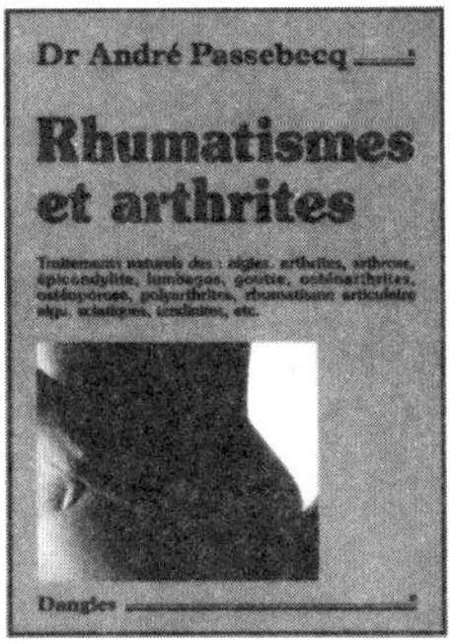

RHUMATISMES ET ARTHRITES.

Traitements naturels des : algies, arthrites, arthrose, épicondylite, lumbagos, goutte, ostéoarthrites, ostéoporose, polyarthrites, rhumatisme articulaire aigu, sciatiques, tendinites, etc.

Format 15 x 21 ; 176 pages ; illustré.

Les statistiques médicales font état d'une recrudescence du rhumatisme et de l'arthritisme : 4 millions de Français en sont atteints ; un invalide sur dix est rhumatisant !
On recherche un microbe ou un virus ; on recourt à des médications et à des interventions chirurgicales de plus en plus agressives et, comme dans bien d'autres domaines, la médecine a échoué dans sa tentative de juguler la maladie au lieu de chercher à connaître les causes profondes des troubles de santé.
La médecine naturelle présente une conception alternative d'une rare efficacité. Grâce à elle, de nombreuses personnes prétendues incurables ont pu voir leurs troubles s'estomper et même disparaître. Des paralysés ont pu marcher. Une expérience de plus de 30 années (y compris celle de sa propre guérison), appuyée sur une formation médicale et naturopathique, permet à l'auteur de présenter ici une synthèse d'une large portée.
L'arthrite et le rhumatisme, dans leurs différentes formes, sont curables dans la plupart des cas. Oui, dans leur immense majorité, les rhumatisants et arthritiques peuvent se guérir par des moyens simples, peu coûteux et non dangereux. Ils peuvent presque tous jouir d'une vie normale s'ils acceptent tout simplement de modifier leur hygiène de vie.
Cet ouvrage est de ceux qui annoncent une révolution dans l'art médical, pour le plus grand bien des individus, des collectivités... et des finances publiques. La première partie traite du **processus pathologique des affections rhumatismales.** Ensuite, les thérapeutiques naturelles sont étudiées en détail et, enfin, la troisième partie est un index thérapeutique dans lequel sont étudiées minutieusement les diverses affections rhumatismales, avec tous les conseils pratiques pour rectifier les causes des troubles et obtenir ainsi leur rémission.
Un **message d'espoir** pour de nombreuses personnes.

EXTRAIT DE LA TABLE DES MATIÈRES :

I. **Processus pathologiques des affections rhumatismales.**
Classification conventionnelle - Syndromes d'aptitude morbide - La déminéralisation - Insuffisance métabolique - Les causes - Le terrain - Les carences - L'acide urique - Une alimentation atoxique - L'intoxication, cause de maladies - Énervation - Causes lointaines - Les faux traitements - Complications cardiaques - Douleurs de la croissance - Mal au dos et colonne vertébrale - Les algies - Sports et douleurs lombaires - Les médicaments - Données psychosomatiques - Le rhumatisme psychogène - L'effet placebo...

II. **Les thérapeutiques naturelles.**
Soins naturels dans les maladies aiguës - Repos, sommeil, chaleur, propreté, bains d'eau, d'air, de soleil - La douleur et la fièvre - Hygiène de vie dans les cas chroniques - Repos, alimentation, boisson, exercice physique, air et bain d'air - Le changement de climat - Facteur mental - Crises de désintoxication - Mode de vie - Compensation et survie - Eau et hydrothérapie - L'alimentation de santé (schémas alimentaires) - Le jeûne - Les points de Knap - Les autres soins (thalassothérapie, argile, phytothérapie, ostéopathie...).

III. **Index thérapeutique** (étude pratique de 22 affections rhumatismales).